希望のがん治療

大病院が教えてくれない最新治療の効果と受け方

よろずクリニック院長・
日本先制臨床医学会理事
萬　憲彰

ワニ・プラス

序章

私は現在、鳥取県鳥取市で「よろずクリニック」を営んでいます。内科・消化器内科の診療を中心に行っていますが、近年は、市外・県外から訪れる方も少なくありません。市外・県外からの患者さんの多くは、がん患者さんです。

「大病院で治療を受けていたものの、標準治療ではもはや有効な治療法はないといわれ、途方に暮れている」

「緩和ケアをすすめられたが、ほかに何か治療法がないか探している」

そんな方たちが、当院で提供している標準治療〝外〟の治療を受けに、遠方からわざわざ足を運んでくださっているのです。

がんの標準的な治療に代わって行われる治療を「代替医療」といいます。当院では現在、代替医療を広く扱っていますが、開業時からそうだったわけではありません。もともと総合病院で勤務していたこともあり、私もほかの多くの勤務医と同様に、代替医療については否定的でした。

転機となったのは、あるがん患者さんとの出会いです。その患者さんは初診の際、

「丸山ワクチンを打ってもらえないでしょうか」とおっしゃいました。丸山ワクチンは、もともとは結核治療用に開発されたワクチンですが、がんが縮小したり、消失したりするケースがあり、がん患者さんの間ではかなり有名な治療法です。ただし、丸山ワクチンは2日に1回の投与が必要で、当時、鳥取市内には丸山ワクチンを投与している医療機関はありませんでした。そこで患者さんは、ご自身の自宅から近い私のクリニックを訪れ、投与できないかと相談にいらしたのです。

がんを患いながら、ワクチンを打ってもらうために遠くの病院に2日に1回も通うのは容易ではありません。丸山ワクチンについて調べてみると、代替医療ではあるものの、がん治療の現場で40年近い実績があり、重篤な副作用もないようでした。代替医療全般への疑念が完全に払拭されたわけではありませんが、それ以上に、患者さんの願いに応えたいという想いがありました。こうして、まず丸山ワクチンの投与をスタートしたのです。

以降、丸山ワクチンを受けられるという評判を口コミで聞き、来院される患者さんが少しずつ増えていきました。87歳のスキルス胃がんの女性患者さんもその一人でした。診察の際、丸山ワクチンのほかにどんな治療を受けているのかをうかがうと、息子さんのすすめで2週間に1回、東京のクリニックで免疫療法を受ける予定とのこと。

免疫療法は、からだが本来もっている免疫機能を活かす治療法で、その多くが標準治療〝外〟です。息子さんは母親のがんをきっかけに治療法について調べるようになり、たどり着いたのが免疫療法だったそうです。

治療のためとはいえ、2週間に1回、東京と鳥取を行き来するのは大変です。長時間の移動は患者さんのからだに負担がかかります。せっかく来院してくださった患者さんのために、自分ができることはないだろうか。考えた末に、「東京で受ける予定の免疫療法を私のクリニックでもできそうなら、やってみましょうか」とご提案しました。するとお二人はとてもよろこんでくださり、当クリニックへの通院がはじまったのです。

「費用は気にせず、できる限りの治療を」という息子さんのご要望もあり、高濃度ビタミンC点滴療法や遺伝子治療、サプリメント療法など、副作用のリスクが低い代替医療も並行して行いました。しかし、一時的には効果が見られたもののがんを打ち負かすには至らず、最終的に患者さんはお亡くなりになりました。

力がおよばず患者さんを救えなかったことを、今でもとても悔しく思っています。息子さんも同じ気持ちだったでしょう。それでも息子さんは、できる限りのことはしたのだと納得されたようで、「母にしてくださったような治療をこれからもぜひ続けてください」といってくれました。

鳥取には当時、代替医療を提供する医療機関はほとんどありませんでした。そのため、代替医療を望むがん患者さんたちは、闘病でつらいからだをおして、大阪や東京といった都市部の医療機関に何時間もかけて通っていました。

けれども、そうした無理は長くは続きません。体力的に、あるいは経済的に苦しくなり、治療を中断せざるを得ない方が大勢いらっしゃいました。このような状況を知るにつれ、私はいつしかこう思うようになりました。標準治療では治療の手立てがないといわれた、あるいは、さまざまな事情から標準治療〝外〟の治療を望む患者さんに、適切な治療を提供できる医療機関が必要なのではないか、と。

しかし、くり返しになりますが、そのような医療機関はそのころの鳥取にはありませんでした。なければ、私がやるしかありません。代替医療に本腰を入れよう。そう決心したものの、ずっと標準治療をメインに行ってきましたから、代替医療は未知の世界です。聞いたこともなければ、もちろんやったこともないような治療法ばかりで、ひたすら勉強の日々がはじまりました。

週末に東京で開催される勉強会に申し込んだのに肝心の飛行機のチケットが取れず、9時間かけて車で移動したこともあります。翌日は朝から晩まで講義を聞き、講義が終わったら再び9時間の長距離運転。朝4時に鳥取に到着し、その4時間半後にはいつもどおりクリニックで外来診療をはじめる……。そんな無茶もしました。

現在、私のクリニックでは、自家がん免疫療法、光がん免疫療法、遺伝子治療、複合ハーブ療法、高濃度ビタミンC点滴療法、温熱療法（局所温熱療法・マイクロ波温熱療法）、水素ガス吸入療法など、がん治療では標準治療として認められていない代替医療も数多くご提供しています。ただ、私は標準治療否定派になったわけではありません。もし自分ががんになり、手術や抗がん剤、放射線療法などの標準治療が有効だと診断されたら、迷わず標準治療を受けるでしょう。一方で、副作用を抑え、からだ本来がもっている免疫機能を最大限活用するために、代替医療も並行して行うつもりです。

私がめざしているのは、標準治療と代替医療、それぞれのメリットを活かしたがん治療です。私はこれを、「統合腫瘍治療」と呼んでいます。この考えはアメリカではすでに浸透しており、統合腫瘍学会も設立されています。

代替医療を毛嫌いする医療関係者は少なくありません。代替医療を提供するようになってから、いわれのない誹謗中傷を何度も受けてきました。それでも私は、代替医療の提供をやめるつもりはありません。標準治療だけでは救えないがん患者さんが、日本には大勢います。その悲しい現状を、いやというほど見てきたからです。

もちろん、代替医療は万能ではありません。玉石混交なのも事実です。「代替医療で

１００％がんが治る」と謳っている医療機関や製品があれば、それは虚偽だと断言します。標準治療で助けられないがん患者さんがいるように、代替医療でも救えない患者さんはいらっしゃいます。

私事ですが、２０１８年、母ががんと診断されました。小腸の一部である空腸にがんができており、わかったときにはすでに、肝臓と腹膜にも転移していました。小腸はがんができにくい臓器です。母は10万人に1人の難治性がん患者になりました。

総合病院では治療法はないと宣告され、緩和ケアをすすめられました。家族会議の末に私が治療を一任されることになり、さまざまな代替医療を試しました。腫瘍マーカーの数値が下がるなど、一時的にはたしかに効果は出たのです。しかしながら、最終的には病勢を食い止めることができず、他界しました。

母を診療し、看取り、改めて思いました。標準治療と、代替医療とを組み合わせた統合腫瘍治療を患者さんに提供すること。そして、標準治療と緩和ケアの「はざま」を埋める医療を提供すること。それが、自分の使命なのだと。

母のように標準治療がないと宣告された患者さんは、通常は、緩和ケアを受けつつ死を待つほかありません。しかし、代替医療という選択肢があれば、患者さんもご家族も、希望を失わずにすみます。余命宣告を受けて失意のまま過ごす日々と、希望とともに過ごす余生と、皆さんならどちらを望みますか。それが大切な相手だったら、どうでしょうか。

くり返しになりますが、代替医療を受けたからといって、がんが治るとは限りません。一方で、標準治療では治せないといわれた患者さんが代替医療を受け、劇的な回復を遂げたケースも実際にはあります。また、医療は日々進化しています。1年でも2年でも延命できたなら、その間に有効な治療法が見つかるかもしれません。たとえ回復には至らなくても、代替医療を上手に活用すればつらい症状をコントロールして日々を快適に過ごし、天寿に近づくこともできるでしょう。

ただし、代替医療を適切に受けるには、患者さん本人と、患者さんをサポートする方の〝知識〟が必要不可欠です。

がんとはどういう病気なのか。

なぜ、がんは怖いのか。

そもそも「標準治療」とは何か。

代替医療は本当に「あやしい」のか。

代替医療にはどんな治療法があるのか。

「がんは怖い」「代替医療はあやしい」と思いつつ、なぜそうなのかを答えられる方は少ないはずです。医師が患者さんの疑問に一つ一つていねいに回答すればいいのでしょうが、現在の医療体制では、とくに大病院や総合病院では難しいといわざるを得ません。

そこで本書では、がんの標準治療も代替医療も行ってきた私が知り得る限りの「がん治療の基本」を、できるだけわかりやすくご紹介しています。〝知識〟は、がんと戦ううえで非常に強力な武器となります。知識があれば、納得のいく治療法を選べる可能性が高まります。自分が、あるいは大切な人ががんと診断されたとき、エビデンス（科学的根拠）がまったくない、金儲けを目的とした代替医療ビジネスに引っかかるリスクも抑えられるはずです。

日本人の2人に1人ががんになるといわれています。私たちは「がん時代」を生きているのです。がんに対する正しい知識をもつことは、がん患者さんはもちろんのこと、「がん時代」を生きるすべての人にとって有益となるはずです。そして、本書がその一助となれば、これほどうれしいことはありません。

目次

序章……2

1章 がんはなぜできるのか?

日本人の死因トップ「がん」とは何か……16
がん発生のメカニズム……19
知ってほしい「慢性炎症」によるがんのリスク……23

2章 がん治療の考え方

がん治療の基本「標準治療」とは?……26
日本の医療費は海外に比べて非常に安い……28
標準治療の限界と「がん難民」……30
代替医療の併用で完治したステージⅣ胃がんの症例……33
代替医療の併用で全身転移が劇的に改善したステージⅣ肺がん症例……35
「代替医療はエビデンスがない」とは限らない……37
がんと「がん免疫サイクル」……41
がん治療で大切なのは「がん免疫サイクル」をまわすこと……49
「代替医療だけ」をおすすめしない理由……52
コラム 年をとると、なぜがんになりやすくなるのか……58

3章 知っておきたいがん治療最前線

がん免疫サイクルをまわすための治療法とは……60
■三大がん治療①手術……62
■三大がん治療②放射線療法……64
最新の放射線療法　コータック療法……67
最新の放射線療法　BNCT……69
■三大がん治療③薬物療法……70
最新の抗がん剤治療
高分子抗がん剤によるDDS……74
最新の抗がん剤治療　血管内治療……79
「第四の治療法」免疫療法とは何か……82
免疫療法・複合ハーブ療法による
すい臓がんの再発完治の症例……85
■免疫療法①光がん免疫療法……87
光がん免疫療法による治療例①……94
光がん免疫療法（放射線治療併用）
による治療例②……96
■免疫療法②自家がんワクチン療法……98
■免疫療法③樹状細胞ワクチン療法……106
■免疫療法④ネオアンチゲン療法……110
■免疫療法⑤6種複合免疫療法……114
■免疫療法⑥免疫チェックポイント阻害療法……118
■次世代のがん治療・遺伝子療法……122
■サポート療法①
しいたけ菌糸体サプリメント療法……127
■サポート療法②
AHCC（担子菌培養抽出物）療法……128
■サポート療法③水素ガス吸入療法……130
■サポート療法④複合ハーブ療法……136
■サポート療法⑤フコイダン療法……140

■サポート療法⑥高濃度ビタミンC点滴療法……141
■サポート療法⑦ーＯダインセラピー療法……144
■サポート療法⑧
温熱療法（ハイパーサーミア）……145
もし、私ががんになったら……149
コラム　そのほかのがん治療……151

4章 日本のがん診療の問題点と対処法

がん死亡率が上がり続ける日本、
減少するアメリカ……154
統合医療の先進国メキシコの取り組み……158
日本の医療の問題点……163
納得できる治療を受けるために……172
コラム　がん治療のキーワード……185

5章 がん検診は戦略的に受けよう

早期発見にがん検診は不可欠。
しかし、過信は禁物……188
■胃がん／胃内視鏡検査が有効……191
■大腸がん／40歳をすぎたら
大腸内視鏡検査を受けよう……196
■肺がん／非喫煙者も45歳をすぎたら
一度ＣＴ検査を……200
■すい臓がん、肝臓がん、胆のうがん、肝内
胆管がんなど／腹部超音波検査を受けよう……203
■乳がん／マンモグラフィ検査に
超音波検査をプラス……205
■子宮がん／20歳以上は2年に1回、
子宮頸がん検診を……209
PET-CTと腫瘍マーカーについて……211

がんの超早期発見に役立つ
「リキッドバイオプシー」……215
■プロテオ超早期がんリスク検査……217
■ドッグラボ……219
■N-NOSE（線虫尿検査）……221
■アミノインデックスがんリスク
スクリーニング（AICS）……222
■マイクロアレイ血液検査……224
■マーナ検査（mRNA発現解析検査）……225
■ミアテスト……227
■サリバチェッカー……228
リキッドバイオプシーで
高リスクだとわかったら……229
コラム　がん以外のリキッドバイオプシー……231

6章 がんに嫌われるからだをつくる

がんの原因の60％が生活習慣にあった……234
食事療法／赤い肉、精製した食品、
塩蔵食品は控えめに……236
腸内環境／短鎖脂肪酸の役割を知っておこう……238
喫煙、飲酒／喫煙者の飲酒は
がん全体のリスクを高める……243
重炭酸温浴／お風呂で基礎体温を上げよう……245
こころのケア／交感神経が過剰に働くと、
がんが進行する可能性あり……248
運動／適度な運動と体重コントロールで
がんを遠ざける……250
睡眠／睡眠の長さと質が免疫力を左右する……252

あとがき……254

■この本では、本文にある治療法・検査法などのさらに詳しい説明が読めるサイトや、動画などが見られるインターネットのサイトをQRコードつきで掲載しています。著者が院長をつとめるサイト、著者が信頼する他医療機関（病院・クリニック）のサイト、企業サイト、研究機関のサイトなどが含まれます。2023年5月時点のものです。

■本書に記載した治療・検査の費用は2023年5月時点の目安です。よろずクリニックで行っていないものは、他施設のウェブサイトなどを参照しました。病状などによって費用に違いが出ることが多いため、詳しくはご自身で問い合わせてください。検査費用、ほかの療法との併用が必要になるケースもあります。

1章

がんはなぜできるのか?

日本人の死因トップ「がん」とは何か

２０１９年の日本人の死因のトップは、男女ともに「がん」でした（２０１９年「人口動態統計月報年計（概数）の概況」より）。１９８１年以降、がんは死因順位のトップを独占しており、全死亡者に占める割合は年々上昇しています。「日本人は一生のうちに２人に１人はがんになる」というデータもあり、がんは私たちにとってごく身近な病気です。しかし、そのじつ、がんについてよく知らないという方も多いのではないでしょうか。

そこでここでは、がんの「定義」と、発生のメカニズムについて説明しましょう。

がんにはさまざまな種類があり、発生した臓器、組織などによって次のように分けられます。

《発生部位によるがんの種類》

①血液をつくる器官から発生するがん

血液をつくる臓器（造血器といいます）である骨髄やリンパ節に発生するがんです。白血病、悪性リンパ腫、骨髄腫などがあります。

②上皮細胞から発生するがん（癌腫）

臓器などの表面を「上皮」といい、上皮を構成する細胞を上皮細胞といいます。肺がん、乳がん、胃がん、大腸がん、子宮がん、卵巣がん、喉頭がん、咽頭がん、舌《ぜっ》がんなどは、いずれも上皮細胞から発生するがんです。

③非上皮性細胞から発生するがん（肉腫）

骨や筋肉など、非上皮性細胞から発生するがんです。骨肉腫、軟骨肉腫、横紋筋肉腫、平滑筋肉腫、線維肉腫、脂肪肉腫、血管肉腫などがあります。

「がん」は、「悪性腫瘍」「悪性新生物」と書かれることもありますが、基本的に同じ病気を指していると考えてかまいません。医療現場やメディアでは、おもに「がん」が使われます。一方、病理学では「悪性腫瘍」が、統計学では「悪性新生物」が使われることが多いようです。

また、「がん」とひらがなで書かれている場合と、「癌」と漢字で記されている場合がありま す。本や雑誌、WEBサイトのなかには、ひらがなの「がん」は悪性腫瘍全体を指し、漢字の「癌」は②の上皮細胞から発生する癌腫を示す、という具合に使い分けている媒体もあるようです。しかしながら、厳密な区別はありません。なお、本書で説明するのは、②の上皮細胞から発生するがん（癌腫）が中心で、原則としてひらがなで「がん」と表記しています。

さて、がんは「悪性腫瘍」とも呼ばれますが、そもそも腫瘍とはなんでしょうか。腫瘍とは、「細胞が異常に増えてかたまりになったもの」をいいます。腫瘍は「新生物」とも呼ばれ、ゆえにがんは、「悪性新生物」ともいわれるわけです。

腫瘍には悪性と良性があり、それぞれ違いがあります。次図は、悪性腫瘍と良性腫瘍の違い

がん（悪性腫瘍）と良性腫瘍の違い

	【自律性増殖】	【浸潤・転移】	【再発】	【悪液質】
	正常な新陳代謝のルールを無視して、自律的に勝手に増殖すること	水が土にしみ込むように次第に腫瘍が周囲に広がったり（浸潤）、からだの離れた部分に飛び火したり（転移）すること	治療がうまくいったように見えても腫瘍が再び現れたり、縮小した腫瘍が再び大きくなったり、別の場所に同じ腫瘍が出現したりすること	腫瘍が栄養をどんどん奪って、ほかの正常な組織に栄養が行き渡らずにからだが衰弱すること
良性腫瘍	○	×	×	×
がん	○	○	○	○

をまとめたものです。図からわかるように、良性の腫瘍は勝手に増殖しますが、「浸潤・転移」「悪液質」は起こしません。外科的に完全に切除すれば「再発」することもありません。さらに、増殖のスピードもがんに比べるとゆっくりです。

一方のがんは、治療をしても浸潤と転移によって広がる可能性があり、いったん治ったと思っても再発するリスクがあります。さらに、悪液質によってからだが弱り、がんの治療に堪えられなくなる場合もあります。

がん発生のメカニズム

がんは、細胞が異常に増えてかたまりになった「腫瘍」のうち、悪性のものをいいます。まず、その発生メカニズムについて説明しましょう。

私たちのからだは、約37兆個の細胞からできています。そのうち1％くらいの細胞が毎日入れ替わっています。つまり、およそ3700億個の細胞が毎日死に、新たに約3700億個の細胞が毎日誕生しているのです。

新しい細胞は、細胞分裂によってつくられます。細胞は分裂する際、「生命の設計図」にあたるＤＮＡをコピーして、新しい二つの細胞に振り分けます。ただ、細胞分裂をくり返すうちに、細胞内の遺伝子に突然変異（コピーミス）が起こることがあります。突然変異の多くは、ＤＮＡの損傷が原因で起きるとされています。

細胞の損傷や突然変異は珍しいことではなく、日常的に起きています。しかし、何かしらのエラーが起きた細胞は、通常は自然に消滅していきます。なぜなら、私たちのからだには細胞の損傷を修復する仕組みがあり、修復できない場合も、そうした細胞はやがては自死するからです。細胞が自死、つまり自然に死ぬ仕組みを「アポトーシス」といいます。しかし、ごくまれに、異常な状態のまま生き残り、突然変異を蓄積していく細胞が現れます。こうした細胞が、やがてがん細胞に変化するのです。

がん細胞ができたからといって、必ずしもがんを発症するわけではありません。からだには、がん細胞をはじめとする異常な細胞を排除する免疫という機能もあるからです。ただ、がん細胞は、免疫から逃れるスキルをもっています（詳しくは2章で説明します）。自死もせず、免疫からも逃れたがん細胞は、やがて無制限に増え続けて大きなかたまり（腫瘍）をつくり、周囲に広がったり（浸潤）、別の臓器やリンパ節に飛び移ったり（転移）して、からだに害を与えるようになります。これが「がん」です。

がんは、細胞のＤＮＡに傷がつき、遺伝子が突然変異することで起こります。では、損傷や突然変異はどうして起こるのでしょうか。これまでの研究から、たばこや食生活、紫外線など、さまざまな要因が細胞の異常を引き起こすことがわかっています。

図1は、１９９６年にハーバード大学の研究グループが発表した「がんの発症原因」です。がんの原因の第1位は、**「たばこ」**と、**「成人期の食事・肥満」**です。たばこの煙には約５３００種類の化学物質が含まれており、そのなかには発がん物質が約70種類含まれています。

これらの有害物質は、肺から血液、血液から臓器へと運ばれ、ＤＮＡに損傷を与えるなどします。前述のとおり、ＤＮＡが傷つくと遺伝子に突然変異が起きることがあり、突然変異を蓄積した異常細胞は、がん細胞に変化するおそれがあります。

図1：がんの原因

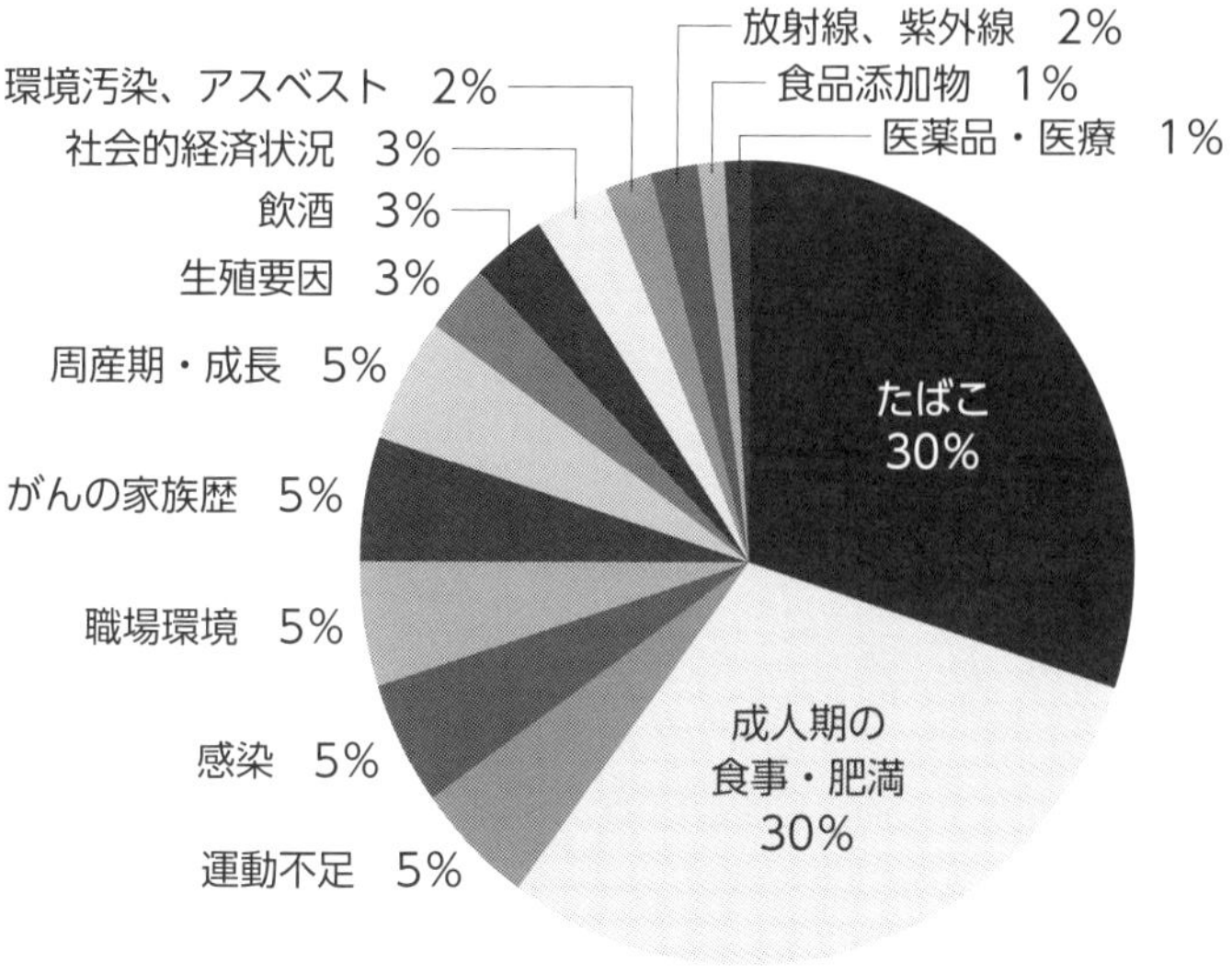

出典は　Cancer Causes Control 7: 55-58 (1996) より作成

「成人期の食事・肥満」および**「運動不足」**も、がんの原因となります。詳しくは6章でお話ししますが、食品のなかには発がん物質を含むものがあり、食べすぎるとDNAを損傷する可能性があります。肥満や運動不足が発がんにつながるメカニズムについては、解明されていない部分もあります。ただ、食べすぎや運動不足により余った糖を処理するために分泌される大量のインスリンが、がん細胞を増殖しやすくすると考えられています。がんの原因の65％が生活習慣にあるというのは、ちょっと驚きですよね。

さらに、図1にはありませんが、**「歯周病」**も要注意です。近年の研究から、重度の歯周病もがんの発症に関わっていることが明らかになりつつあります。アメリカのジョンズ・ホプキンス大学の研究グループは、「7466人を対象に歯周炎とがんの関係を調査したところ、歯周病が重度の参加者は、歯周病がない、または軽度の参加者と比較して、がんを発症する相対リスクが24%上昇した」と発表。また、肺がんの場合のリスクがもっとも高く、次に、大腸がんのリスクが高かったとのことです。歯周病ががんを引き起こすメカニズムについては、まだわかっていません。しかし、歯周病の原因となる細菌は、口から直接肺に、または口から大腸に移動します。細菌が移動した先の肺や大腸で炎症反応を引き起こし、それが、がんの発症につながっているのではないかと考えられます。歯周病とがんの関係を示唆する研究はほかにもあるので、重度の歯周病はがんのリスクを高めるというジョンズ・ホプキンス大学の報告の、信ぴょう性はかなり高いと考えてよさそうです。

また、**「腸内細菌」**と大腸がんの発症・進行の関わりを示唆する研究もあります。大阪大学などの共同研究チームが、大腸がんのステージごとに腸内細菌の種類・数の増減を調べたところ、ステージごとに増える細菌が違っていることがわかりました。

6章でも触れますが、多発性ポリープやステージ0の段階でのみ増える細菌もあることが確認されています。これを利用すれば、腸内環境を調べることで、通常の検診では見つからないごく初期の大腸がんの発見につながるかもしれません。同時に、がんが発症しやすい腸内環境を改善することで、がんを予防できる可能性も考えられます。

歯周病とがんの研究も、腸内細菌と大腸がんの研究も、生活習慣の改善が、がんの予防につながる可能性を示しています。

知ってほしい「慢性炎症」によるがんのリスク

ここまでは、日常的にわかりやすい「生活習慣」とがんのリスクについて列挙してきましたが、何よりも忘れてほしくないのが体内における「慢性炎症」とがんの関係です。慢性炎症は生活習慣によって発生することが多いのですが、がんに限らずこれが多くの病気の原因です。炎症というと、「皮膚がはれている」「熱をもっている」「赤くなっていて痛い」といった状態を思い浮かべると思いますが、じつは目に見える皮膚だけではなく、体内ではさまざまな炎症が慢性的に続いていることがしばしばあります。胃炎、鼻炎ももちろん炎症ですが、糖尿病も肥満も、「慢性炎症」によるものと考えられています。

生活習慣病の改善は、この「慢性炎症」を予防することが大きな目的です。がんの予防も治療も、この「慢性炎症」を取り除くことが非常に大切だということになります。

たとえば、胃がんの原因の9割以上は、ヘリコバクター・ピロリ菌感染による慢性胃炎が前提にあります。除菌治療によって発がんリスクも下げることができるのです。

慢性肝炎の原因であるHBV、HCVウイルス感染症なども最終的には発がんの原因となるので、投薬やウイルスを排除する治療によって発がん率を大幅に下げることができます。

ヒトパピローマウイルス(HPV)は子宮頸部に感染すると子宮頸がんに進行することがあります。そのほか中咽頭がん、肛門がん、膣がん、外陰がん、陰茎がんなどの発症に関連します。

子宮頸部のHPVは、約99%以上の人が気づかない間に感染し、ほとんど自然にウイルスが消えます。しかし、約10%の人はがんではないものの細胞に異常が見られ、約4%の人は前がん状態になり、ゆっくりとがんに進行していきます。前がん状態からでも、自然に正常に戻ることが多いのですが、最終的に0・1~0・15%の方(毎年1万~1・5万人)が子宮頸がんを発症します。子宮頸がんは若いうちから定期的に検診を受けていれば、早期発見が可能です。

EBウイルスの感染はバーキットリンパ腫、上咽頭がん、胃がんなどの原因となります。

このように慢性炎症の原因になる感染症は発がんと大きく関わっていますが、ウイルスや細菌感染は、ワクチンや、薬で対応できるものばかりではありません。だからこそ生活習慣改善や、水素、サプリなどの活用で、慢性炎症そのものを抑えることが重要です。

2章

がん治療の考え方

がんの治療の基本「標準治療」とは？

健康診断や人間ドック、精密検査などでがんが疑われた場合、病理検査が行われます。たとえば、大腸にポリープが見つかったら、ポリープを切除したり、組織の一部を採取して検査し、良性腫瘍なのか、悪性の腫瘍である「がん」なのかを診断します。

がんと診断されたら、治療がはじまります。がんにはさまざまな治療があり、がんの発生部位やステージなどによって治療法は異なります。

ステージとは、がんの進行具合のことです。「病期」ともいいます。ステージは、「がんがどのくらいの大きさになっているか」「周辺のリンパ節に転移しているか」「別の臓器への転移はあるか」の要素を組み合わせて決められ、基本的に0からⅣまでの5段階に分類されています。

がんの診療は、一般的に「診療ガイドライン」に基づいて行われます。ガイドラインには、「大腸がんで、このステージであれば手術を行う」「乳がんで、このステージであれば、この種類の抗がん剤を投与する」という具合に、がんの種類やステージごとに治療方針が細かくまとめられています。このガイドラインで推奨されている治療が「標準治療」です。

標準治療と聞くと、「標準」という言葉の響きから、「普通の治療」「最新医療ではない、並の治療」というイメージをおもちの方も多いかもしれませんが、それは誤解です。標準治療

がんのステージの分類

ステージ0	がん細胞が上皮細胞内にとどまっている状態。リンパ節への転移はありません。
ステージⅠ	がんが上皮細胞を突き破っているものの、筋肉層でとどまっている状態。リンパ節への転移はありません。
ステージⅡ	がんが筋肉層を越えているが、リンパ節への転移はない状態。または、筋肉層にとどまっているが、リンパ節への転移が若干見られる状態です。
ステージⅢ	がんがリンパ節に転移している状態です。
ステージⅣ	がんがほかの臓器へも転移している状態です。

※ステージの分類はあくまでも目安です。がんの種類によって異なります。

は、「科学的根拠に基づいた観点で、現在利用できる最良の治療であることが示され、ある状態の一般的な患者さんに行われることが推奨される治療」です(「国立がん研究センターがん情報サービス 用語集」より)。

標準治療はおもに、手術、薬物療法、放射線療法で構成され、これらは「三大がん治療」とも呼ばれます。

日本ではまず、がんと診断されたら標準治療をすすめられます。都市部の有名病院でも、地方の中規模病院でも、がんの種類やステージなどが同じなら、標準治療の内容が大きく変わることはありません。全国どこにいても同程度の質の診療を受け

三大がん治療（標準治療）

手術	薬物療法（おもに抗がん剤治療）	放射線療法
メスや内視鏡を使ってがんを外科的に切除します。	注射（点滴）や薬を投与することで抗がん剤を体内に行き渡らせ、がんを破壊・縮小したり、増殖を抑えたりします。化学療法ともいいます。	がんに放射線を照射して、がん細胞を壊したり、分裂させないようにしたりします。

られるのは、患者さんにとっては大きなメリットといえるでしょう。

また、先述のとおり、標準治療とは「現在利用できる最良の治療」です。それを住んでいるエリアにかかわらず受けられるとは、なんともすばらしいことだと思います。

日本の医療費は海外に比べて非常に安い

さらに標準治療は、公的医療保険の適用対象です。つまり、1～3割の自己負担で受けられるのです。さらに、高額医療費制度というものがありますから、1～3割を全額自己負担する必要はありません。たとえば「健保で標準報酬月額28万円以上53万円未満／国保で年間所得210万円超

600万円以下の人」の場合は、自己負担額の上限は8万100円です。

　厚生労働省のホームページなどに詳細が載っていますが、自分がどのケースにあたるのかよくわからないときは、市町村の自治体窓口などに相談してみてください。

　以前、下咽頭がんの患者さんに、アメリカのがん治療の見積もりを見せてもらったことがあります。その患者さんは、がん治療で有名なアメリカのスローン・ケタリング・記念がんセンターでセカンドオピニオンを受けられました。その際の治療プラン、見積もりはほぼ日本と同じ治療法(手術＋抗がん剤＋放射線療法の組み合わせ）で日本円にして5000万円以上でした(下の画像)。

　この見積書のゼロが2つくらい取れて高額医療費制度も適用される国民皆保険制度がある日本は、費用の点では大変恵まれているのです。海外で代替医療が盛んな最大の理由は、抗がん剤治療などが非常に高額でとても受けられないという事情が大きく関与しているともいわれています。

　日本のがんの標準治療は、いわば、国がお墨付きを与えた治療法です。それが公的医療保険を利用して受けられるのですから、これほどコストパフォーマンスのいい治療法はありません。

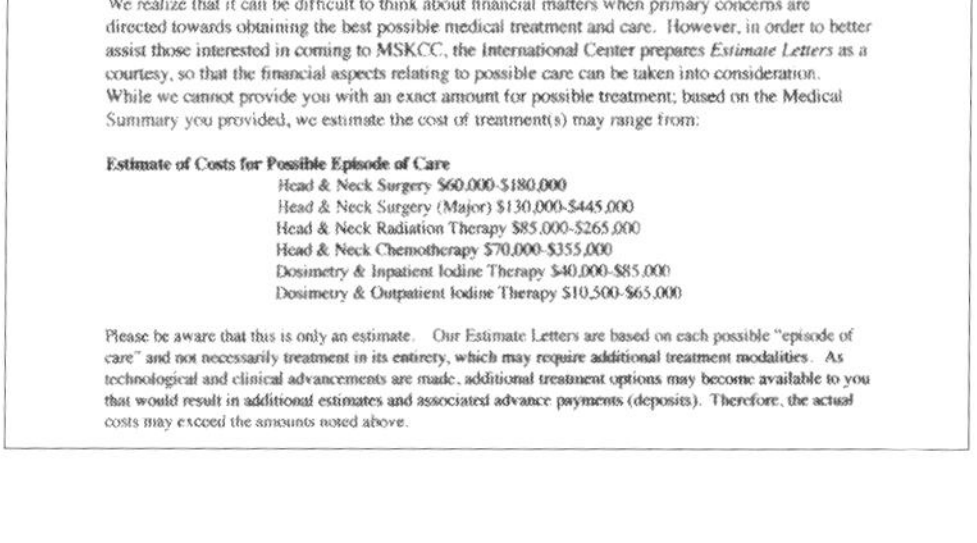

January 8, 2018

Dear Prospective Patient

We realize that it can be difficult to think about financial matters when primary concerns are directed towards obtaining the best possible medical treatment and care. However, in order to better assist those interested in coming to MSKCC, the International Center prepares *Estimate Letters* as a courtesy, so that the financial aspects relating to possible care can be taken into consideration. While we cannot provide you with an exact amount for possible treatment; based on the Medical Summary you provided, we estimate the cost of treatment(s) may range from:

Estimate of Costs for Possible Episode of Care

Head & Neck Surgery $60,000-$180,000
Head & Neck Surgery (Major) $130,000-$445,000
Head & Neck Radiation Therapy $85,000-$265,000
Head & Neck Chemotherapy $70,000-$355,000
Dosimetry & Inpatient Iodine Therapy $40,000-$85,000
Dosimetry & Outpatient Iodine Therapy $10,500-$65,000

Please be aware that this is only an estimate. Our Estimate Letters are based on each possible "episode of care" and not necessarily treatment in its entirety, which may require additional treatment modalities. As technological and clinical advancements are made, additional treatment options may become available to you that would result in additional estimates and associated advance payments (deposits). Therefore, the actual costs may exceed the amounts noted above.

ですから、標準治療で対応できる限りは、標準治療を受けるべきだと私は考えています。

標準治療の限界と「がん難民」

ただ、ご存じのとおり、標準治療を受けたすべてのがん患者さんが治るわけではありません。標準治療を受けても期待するような効果が出ないこともあれば、いったんは症状がよくなったのに再発してしまうこともあります。そうなったとき、その先の治療法がガイドラインに記されていれば、医師はガイドラインにしたがって治療を続けるでしょう。

けれど、ガイドラインは人がつくったものです。あらゆるがん、あらゆる状況を網羅しているわけではありません。ガイドラインに書かれているすべての治療法をやり尽くしてしまったら、医師としては、「これ以上、打つ手はありません」「あとは緩和ケアしかありません」といわざるを得ません。その結果、副作用に苦しみながらも希望をつないで耐えてきた患者さんや、進行がんではあるけれどもまだまだ体力もあって日常生活も送れるような患者さんが、ある日突然、治療を受けられなくなってしまうのです。

治療を希望しているのに、治療が提示されない患者さんを「がん難民」といいます。がん難民になってしまった患者さんは、治療という希望を失って深く落胆します。心身には大きなス

図2：日本における進行がんの治療とその問題点

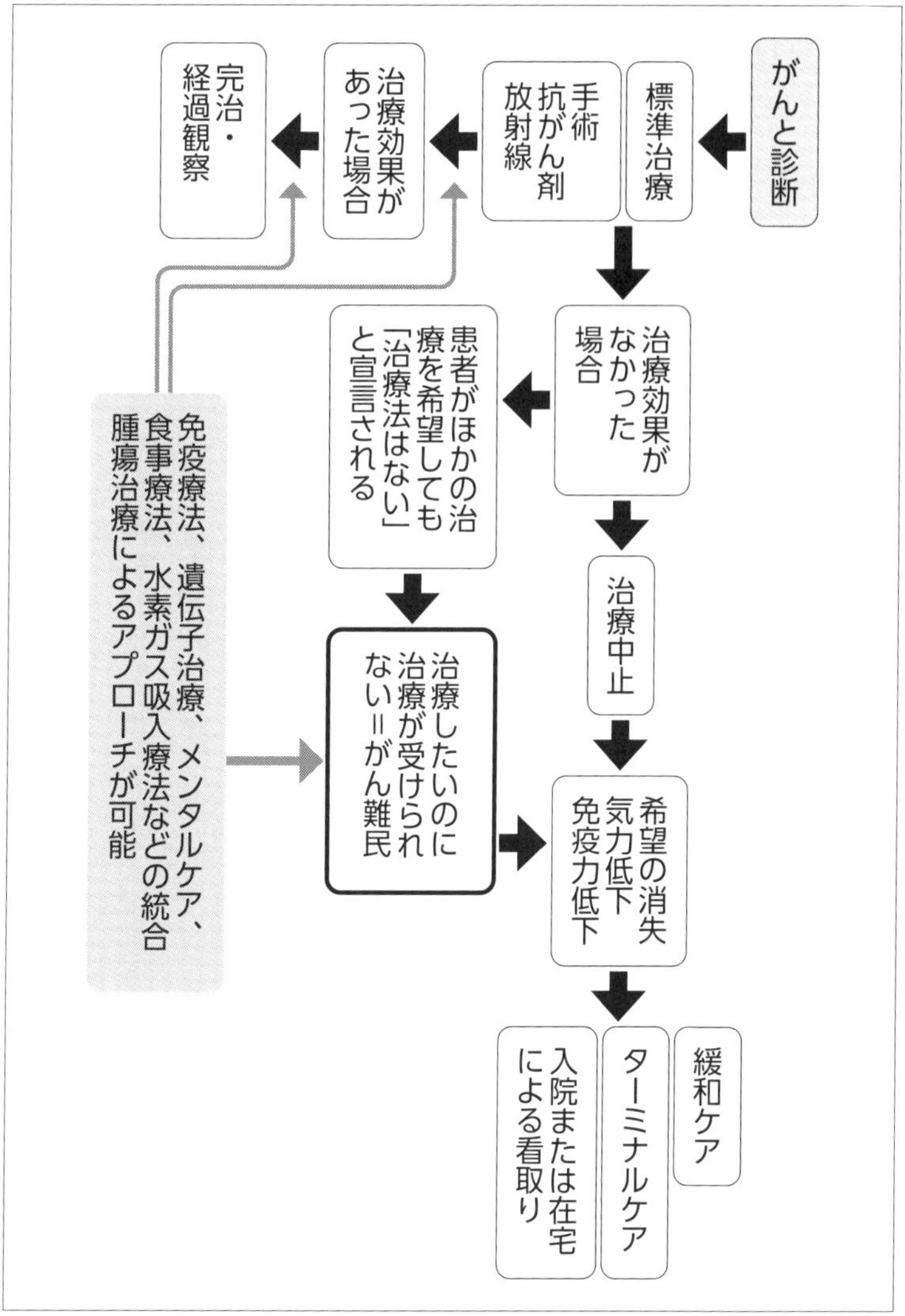

トレスがかかり、免疫力も低下します。これでは、がんが進行し、症状は悪化するばかりです。ここで皆さんに覚えておいてほしいのは、医師に「有効な治療法はもうありません」といわれても、それは、ガイドライン上の話にすぎないということです。標準治療ではなくとも、受けてみる価値のある治療はあります。ですから医師は、本来であれば、「ガイドラインにのっとった標準治療では、これ以上の治癒は期待できません。けれども、標準治療のほかにもがんの治療法はあります」というべきなのです。そうすれば、患者さんをむやみに落胆させずにすみます。

しかし、混合診療が禁止されている以上（詳しくは4章で説明します）、標準治療を提供している医師が、標準治療〝外〟の代替医療をすすめるのは難しいのが現実です。また、代替医療をよく知らない医師や、懐疑的な医師もいます。結果として多くの患者さんが、「がん難民」となってしまうのです。

図2は、日本における進行がんの治療とその問題点をまとめたものです。

私が現在取り組んでいるのは、はざまの医療と治療中の方の副作用軽減、奏効率向上をめざす統合腫瘍治療です。標準治療ではないものの、海外ではすでに行われている治療法や、なんらかの有効性が認められている治療法を、がん難民の患者さんに提供し、ひとりでも多く「がん難民」を減らしたいと思っています。

その一例を紹介したいと思います。

代替医療の併用で完治したステージⅣ胃がんの症例

ここでまずご紹介するのは、標準治療だけでは効果が見られなくなったものの、代替医療の併用で完治した患者さんの症例です。代替医療により救える患者さんもいることが、おわかりいただけるでしょう。私は消化器内科医として長く治療を続けてきましたが、ステージⅣの胃がんが、代替治療の併用によってこれほど劇的に回復した例をほかに知りません。すべての方にまったく同じ効果が同じ期間で得られるとはいえませんが、標準治療とそれ以外の療法を組み合わせた結果、非常に大きな効果が得られた例として紹介します。

【受診までの経緯】

患者さんは57歳の男性です。２０１７年5月に、体重の減少と食欲不振で広島県内の総合病院を受診したところ、スキルス胃がんのステージⅣと診断されました。すい臓、腹膜への転移も認められました。

すぐに抗がん剤（ＴＳ１＋シスプラチン）による治療を開始。翌月6月20日に知人の紹介で私の病院を受診されています。

【治療】

２０１７年7月の時点では牛乳に浸したパンしか食べられない状態だったため、まず胃の幽

【経過】

①受診時の胃内視鏡（2017年7月11日）

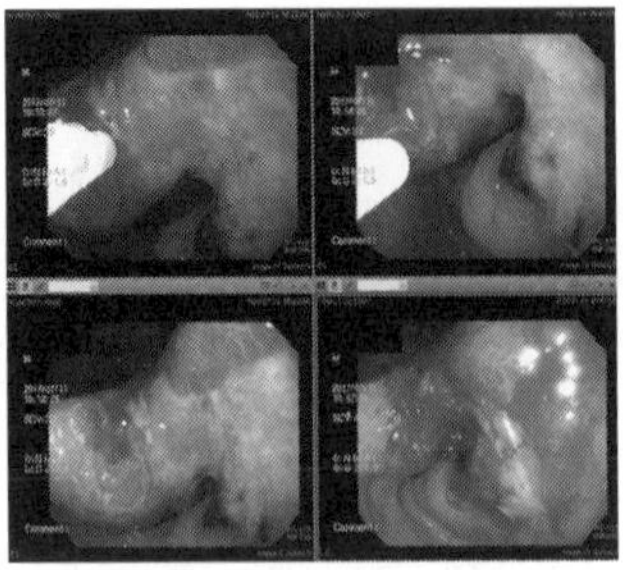

胃角部壁に潰瘍浸潤型の病巣を認め、内部に広範な不整潰瘍があった。その周囲に、ウイルスベクターを５か所に分けて注入しました。

②9か月後の画像との比較（2018年4月21日）

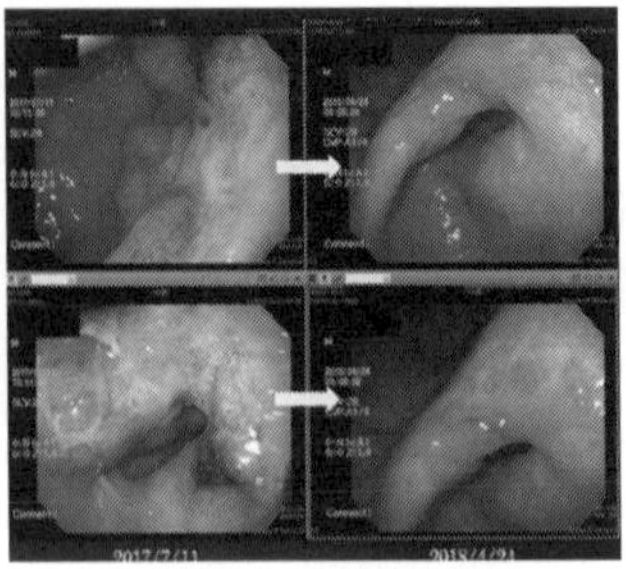

９か月後の内視鏡写真の比較です。上下とも左側が治療前、右が治療後です。水素ガス吸入療法も併用、明らかにがんが縮小し、手術可能となりました。

③自家がんワクチンを投与（2019年4～5月）

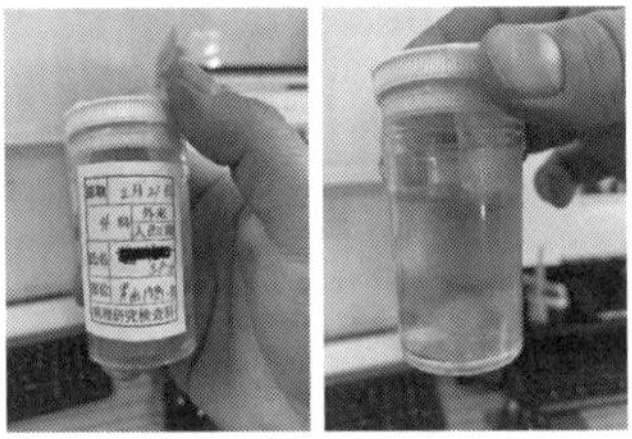

腹膜播種は存在したままですが、胃幽門部の手術を当初からの主治医に依頼して実施、その後胃がん組織を入手して自家がんワクチンを作成し、2019年4～5月に自家がんワクチン投与を完了。その後腹膜播種の増悪も見られず、完全寛解といってよい状態を維持。

④CTでがんの消失を確認（2020年1月）

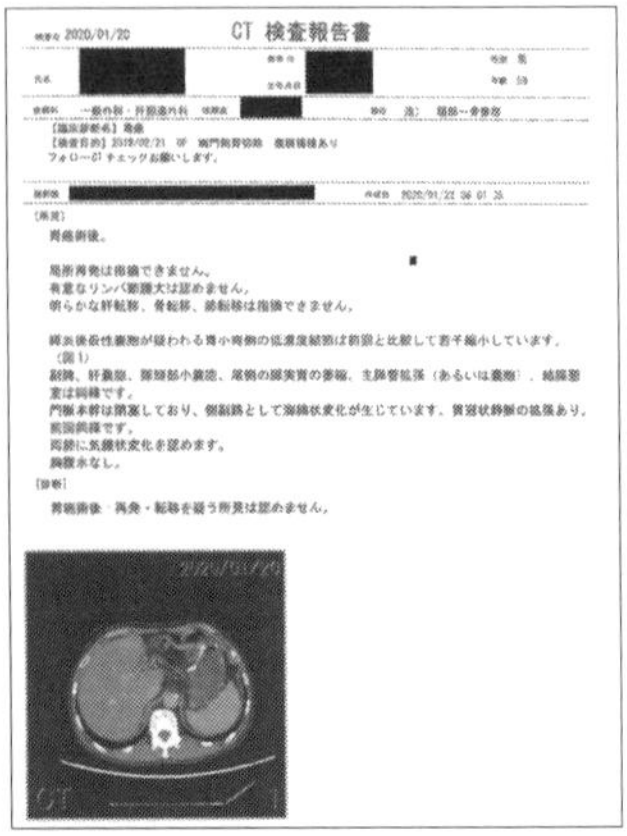

2020/01/20

CT 検査報告書

[redacted] [redacted] [redacted] [redacted]

胃癌術後。

局所再発は指摘できません。
有意なリンパ節腫大は認めません。
明らかな肝転移、骨転移、肺転移は指摘できません。

腹水なし。

胃癌術後・再発・転移を疑う所見は認めません。

2020年１月、主治医の経過観察、CT画像によって、すべてのがんが消失、または小さくなったことが確認されました。

門部付近のがんを縮小することをめざし、がん抑制系遺伝子局所治療を行いました。

同時に、飲用はできそうだったので、複合ハーブ療法も実施。さらに抗がん剤の副作用軽減と、免疫機能の正常化をめざし、水素ガス吸入療法も併用しました。ほかに、自家がんワクチンも投与。2020年1月には、CTでがんの消失を確認しました。

代替医療の併用で全身転移が劇的に改善したステージⅣ肺がん症例

【受診までの経緯】

患者さんは69歳の女性。2018年12月に股関節痛で受診、精査したところ、左肺門部がん、多発リンパ節転移、多発骨転移、肝臓転移あり、脊椎、左肩甲骨、両側の腸骨など全身に多発転移が指摘されました。総合病院から処方されたタグリッソを内服。その後、2019年に当院を受診。

【治療】

タグリッソと併用して、水素ガス吸入療法、しいたけ菌糸体サプリメント内服、患部へのマイクロ波温熱療法を開始しました。治療開始時(2019年2月18日)のCEA(腫瘍マーカー)は303ng／mℓと非常に高い水準でした。しかし次ページのような経過の後、2021年5月

【治療前後の比較】

①縦隔リンパ節腫大消失（2019年10月25日）

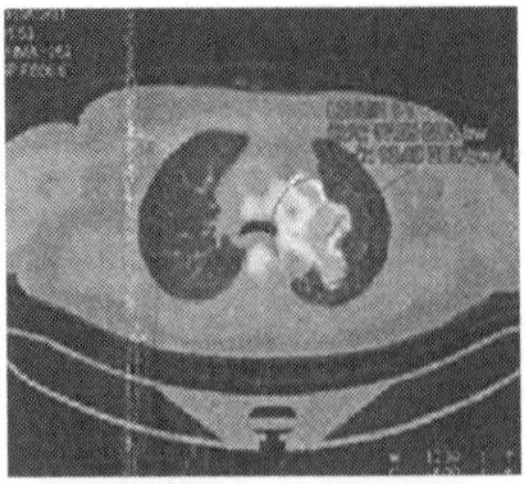

2019年2月8日

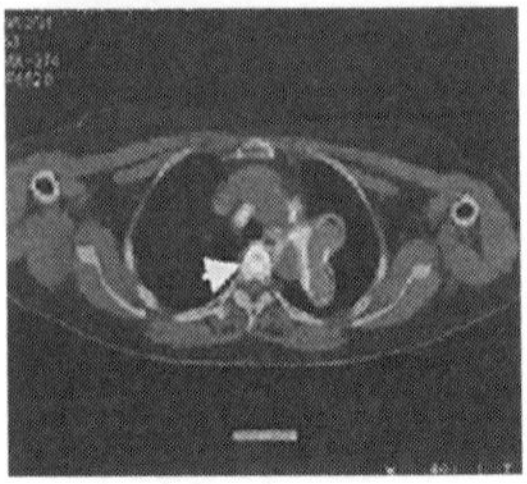

2019年10月25日

②肺門部主要成分消失（2019年10月25日）

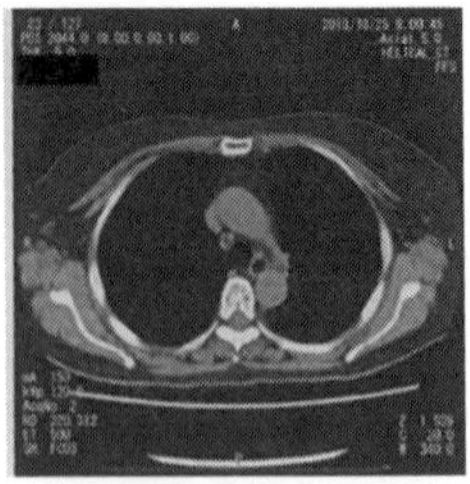

2019年2月8日

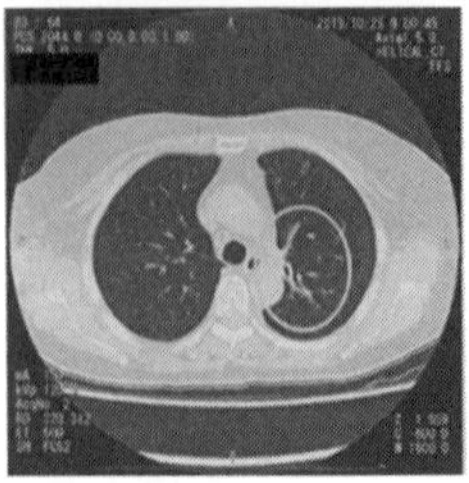

2019年10月25日

③肺・股関節の腫瘍縮小、（2020年1月7日）

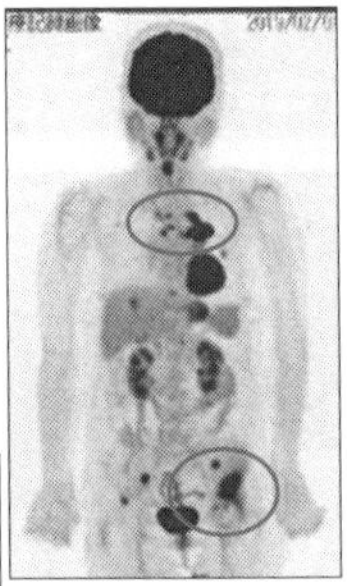

2019年2月1日

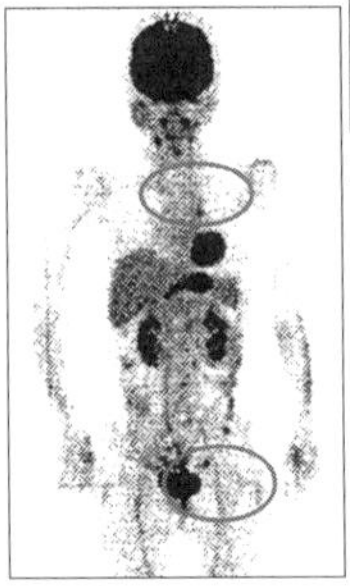

2020年１月7日

【治療後経緯】

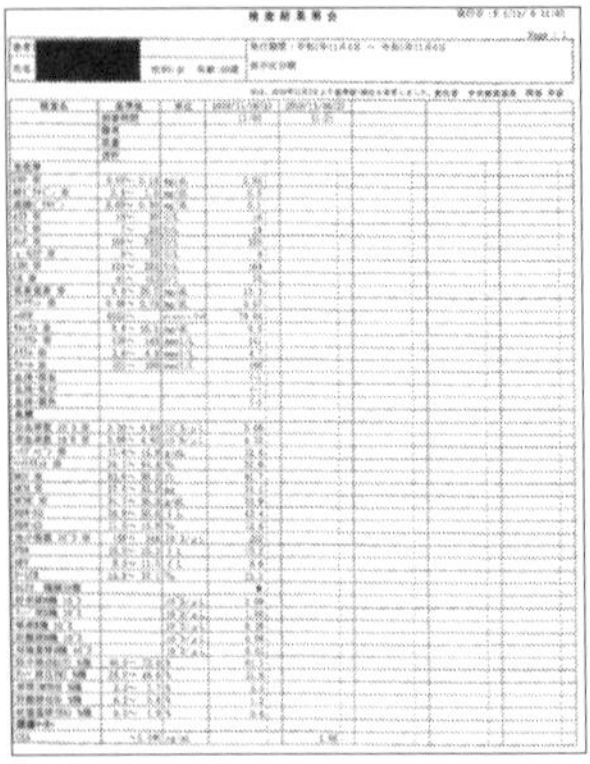

治療開始時に303だった腫瘍マーカーは、2019年11月に1.66ng/mℓに低下、2020年7月のPET-CTでも上葉肺がん、多発リンパ節転移、多発骨転移、肝転移は縮小を維持。股関節の痛みもなくなり、股関節転移巣も消失。

現在も完全寛解の状態を維持しています。

「代替医療はエビデンスがない」とは限らない

先述のとおり、標準治療以外にもがんの治療法はあります。明確な言葉の定義はありませんが、標準治療では認められていない医療のことを「代替医療」(または代替療法)といいます。さらに細かくいうと、標準治療を拒否して標準治療〝外〟の治療だけを推奨する医療を「代替医療」、がんの標準治療を補うことを目的に、標準治療と並行して行う代替医療を「補完代替医療」と呼んで区別する場合もあります。本書における「代替医療」は、標準治療では認められていない医療全般を指し、標準治療を否定する狭義の意味での代替医療ではありません。代替医療には、薬物療法や遺伝子治療、サプリメント療法、鍼灸マッサージ、運動療法、心理療法など、さまざまな治療法があります。

ほかに「統合医療」といういい方を聞いたことがあるかもしれません。統合医療とは、標準治療やそのほかの西洋医学に代替医療を組み合わせて、がんの治癒や延命、生活の質(QOL)の向上をめざす医療です。私は、標準治療と代替医療それぞれのメリットを活かしたがん治療を「統合腫瘍治療」と呼んでいます。

さて、代替医療はよく、「エビデンスがない」という理由で批判されます。エビデンスとは「科学的根拠」のことで、近年、医療は、EBM(Evidence-Based Medicine、科学的根拠に基づく医療)が重視されています。先に紹介した標準治療の定義にも、「科学的根拠」とありました。この「科学的根拠」「エビデンス」というワードは、最近、とくに新型コロナウイルスの報道で見聞きする機会が増えたように思います。「エビデンスがある/ない」「科学的根拠がある/ない」といったやりとりを、実際にしたことがある方も多いのではないでしょうか。

ただ、科学的根拠とは何かについて、きちんと理解している方は少ないかもしれません。

じつは、科学的根拠には「レベル」があります。図3は、科学的根拠のレベルの高低を示すもので、エビデンスピラミッドと呼ばれます。エビデンスピラミッドは上にいくほど信頼性が高いとされます。一般的に、公的医療保険の適用となり、病院でがんの標準治療として使われる治療法は、レベル1の証拠があると認められたものばかりです。

では、レベル1以外の証拠に基づいた医療はすべてあやしく、効果は期待できないのでしょうか。標準治療を行っている医師のなかには、代替医療を受けたいと訴える患者さんに向かって、「代替医療なんてエセ医療なんだから、時間とお金の無駄だ」といい放つ人もいます。私もかつてはそう思っていました。

けれども、科学的根拠に基づいた医療というのは、レベル1の証拠をもつ医療だけを指して

図3：治療効果の信頼性（エビデンスピラミッド）

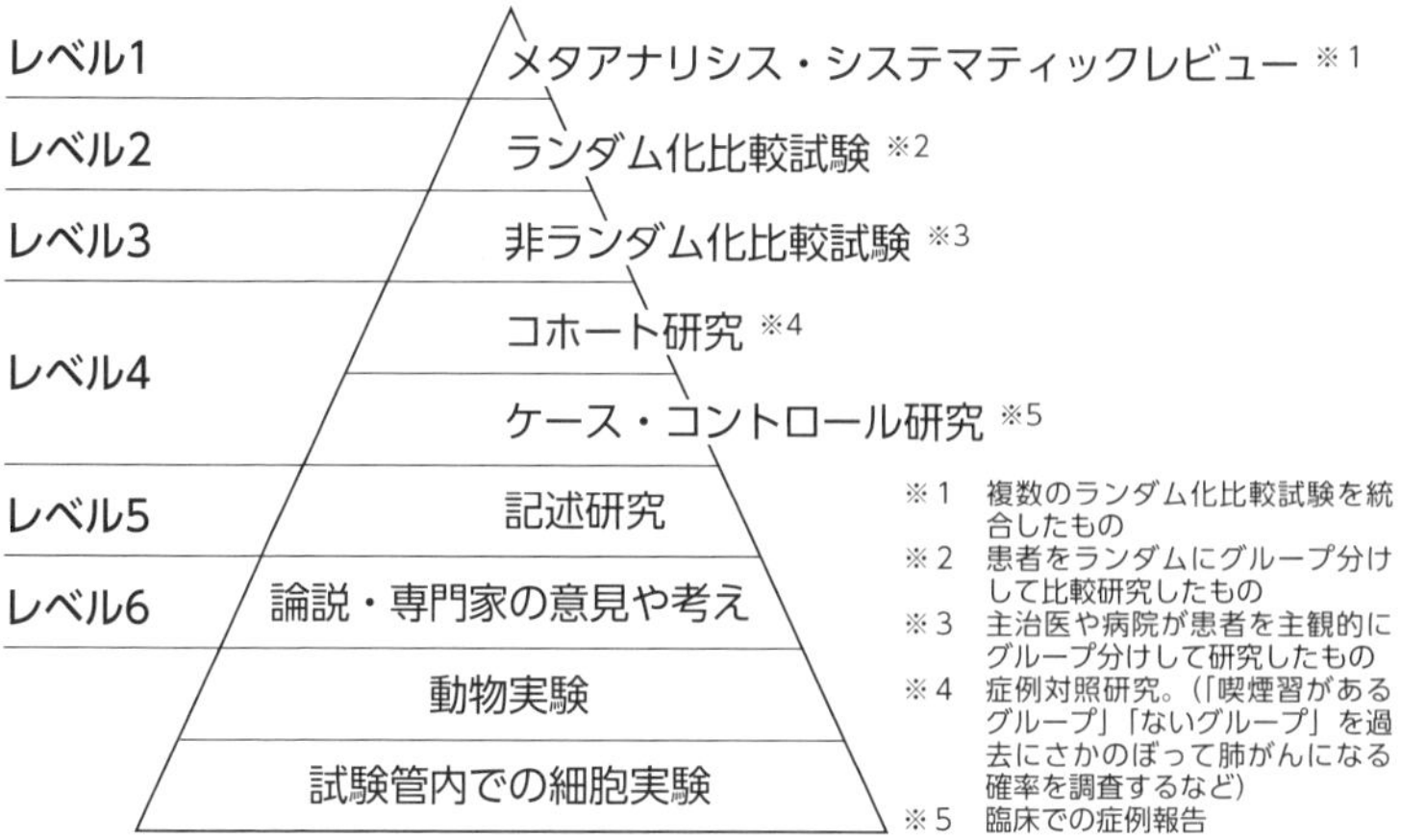

※1 複数のランダム化比較試験を統合したもの
※2 患者をランダムにグループ分けして比較研究したもの
※3 主治医や病院が患者を主観的にグループ分けして研究したもの
※4 症例対照研究。（「喫煙習があるグループ」「ないグループ」を過去にさかのぼって肺がんになる確率を調査するなど）
※5 臨床での症例報告

いるわけではないのです。実際、一部の症例数が少ないがんなどでは、レベル2や3の治療が標準治療となっているケースもあります。レベル4や5のなかに、標準治療の効果を高めたり、患者さんの負担を少なくする効果を期待できる治療法がないとも限りません。標準治療ではがんの進行を食い止められなかったのに、代替医療を受けたら進行が止まったという患者さんや、宣告されていた余命を大幅に超えて生きていらっしゃる患者さんもいます。

こうした事実を知ろうともせず、レベル1の証拠に基づいた治療法だけを「正しい」と考え、そのほかの治療を一切否定する現在の医療のあり方には、疑問を感じざるを得ません。

元厚生労働大臣の坂口力先生は、医師でもあり、大腸がんのサバイバー（体験者）でもあります。坂口先生はＥＢＭ（科学的根拠に基づく医療）について、次のように説明されています。

「ＥＢＭとは、①臨床研究における根拠、②医療者の熟練、専門性、③患者の価値観、④患者の臨床的状況、環境、この四つを加味して決定するものである」

現在のガイドラインや標準治療は、①や②は十分ですが、③や④はおざなりにされているように感じます。③や④を踏まえて検討した結果、代替医療を取り入れる――。そんな選択があってもいいのではないかと思うのです。そして、それこそが、坂口先生がおっしゃる本当の意味での「ＥＢＭ」ではないでしょうか。

残念ながら、代替医療のなかにはエビデンス（科学的根拠）が明らかに疑わしいものや、詐欺まがいのものもあります。また、医師側にも、代替医療を敬遠せざるを得ない心情、あるいは事情があるのでしょう（こちらについては４章でお話ししたいと思います）。だからといって、代替医療を試してみたいという患者さん

坂口力先生によるEBMの解説（2018年日本先制臨床医学会）

https://www.youtube.com/watch?v=YuKV7hm91q4

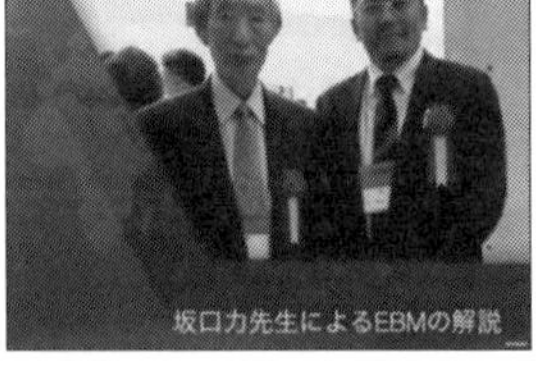

を「代替医療なんて意味ないから。やりたいのなら、もううちの病院では診療できません」と突き放すのはいかがなものか。このような態度をとる医師は、ただの勉強不足ではないかと私には思えるのです。

標準治療、代替医療の垣根を越えて、患者さんに寄り添った治療を選び、提供する。そんな本当の意味でのＥＢＭが、今の日本には必要なのではないでしょうか。

がんと「がん免疫サイクル」

私のクリニックには、全国からがん患者さんがいらっしゃいます。標準治療ではもはや打つ手がないといわれて、それでも何か治療法がないかと藁にもすがる思いで来院される方もいれば、標準治療の効果を高めるために代替医療を受けたいという方もいます。

私が患者さんに提示する治療法は、抗がん剤治療にワクチン療法、遺伝子治療などさまざまです。ただ、いずれの治療法も、「がん免疫サイクルをまわす」というコンセプトに基づいて行っています。がん免疫サイクルは、がん治療を考えるうえでとても重要なシステムなのですが、それについて説明する前に、まずは免疫の仕組みについてお話ししておきましょう。

免疫とは、からだを守るシステムのことです。細菌やウイルスといった病原体、花粉やハウスダスト、がん細胞などの異物が体内に侵入・発生したとき、免疫はそれらを発見して体外へと排除し、からだを防御しています。この免疫には自然免疫と獲得免疫があります。

自然免疫は、多くの生き物が生まれつきもっているからだの防御システムです。体内に侵入してきた異物を認識するとすばやく反応し、異物を食べるなどして排除します。好中球やマクロファージ、樹状細胞などがその代表格です。ほかに、ウイルスに感染した細胞やがん化した細胞を殺すNK（ナチュラルキラー）細胞もあります。ナチュラルキラー、つまり「生まれつきの殺し屋」です。なんともわかりやすいネーミングですよね。好中球、マクロファージ、樹状細胞、NK細胞はいずれも白血球の一種で、NK細胞はそのなかでもリンパ球系に分類されます。

異物を取り込んだ樹状細胞は、リンパ節に移動して異物の情報を周囲の細胞に知らせます。犯人の写真を掲げて、「この顔を見たらすぐに攻撃せよ！」と指令を出しているイメージです。

樹状細胞の報告を受けたら、獲得免疫が動き出します。獲得免疫チームの主力をT細胞（またはTリンパ球。キラーT細胞とヘルパーT細胞などがあります）といい、異物を攻撃・排除したり、異物を攻撃できる「抗体」を生み出すB細胞を活性化したりします。T細胞はNK細胞と同様、白血球のなかのリンパ球系に属しています。

図4：免疫の働き

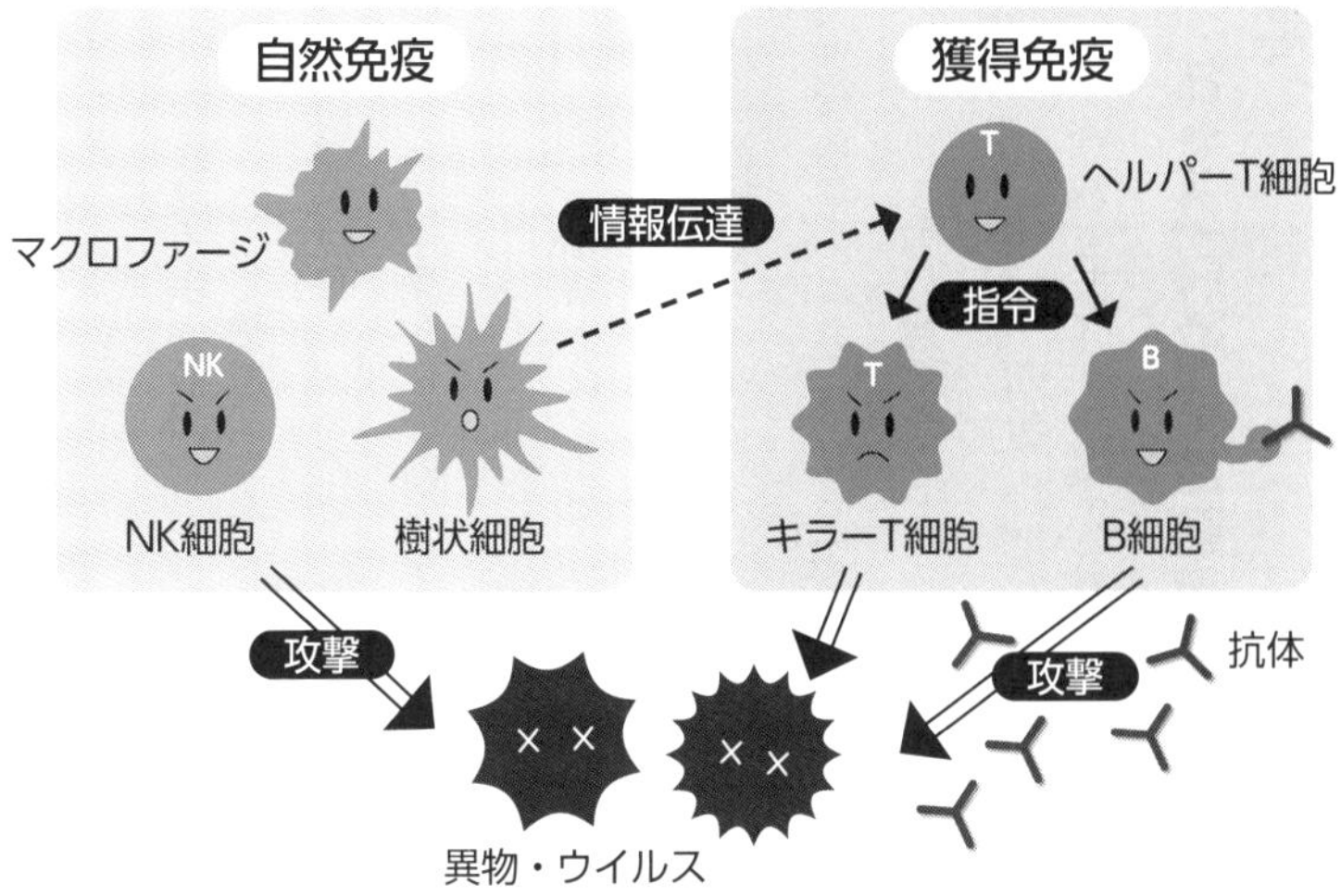

風疹は一度かかると、多くの場合、一生かからないといわれています。これは、免疫の働きのおかげです。体内にすでに風疹に対する抗体ができているため、その後、風疹ウイルスが体内に侵入しても感染せずにすむのです。

風疹ワクチンやインフルエンザワクチンは、こうした免疫の働きを利用した医薬品です。ワクチンには弱毒化させたり、感染能力を失わせたりしたウイルスが入っています。それを投与することで免疫に抗体をつくらせ、実際に異物が侵入したときにそなえているのです。

免疫はいわば、異物からからだを守る警察のようなもの。そして、免疫警察の組織は、前衛部隊の自然免疫と、後衛部隊の獲

図5：がんの免疫サイクル

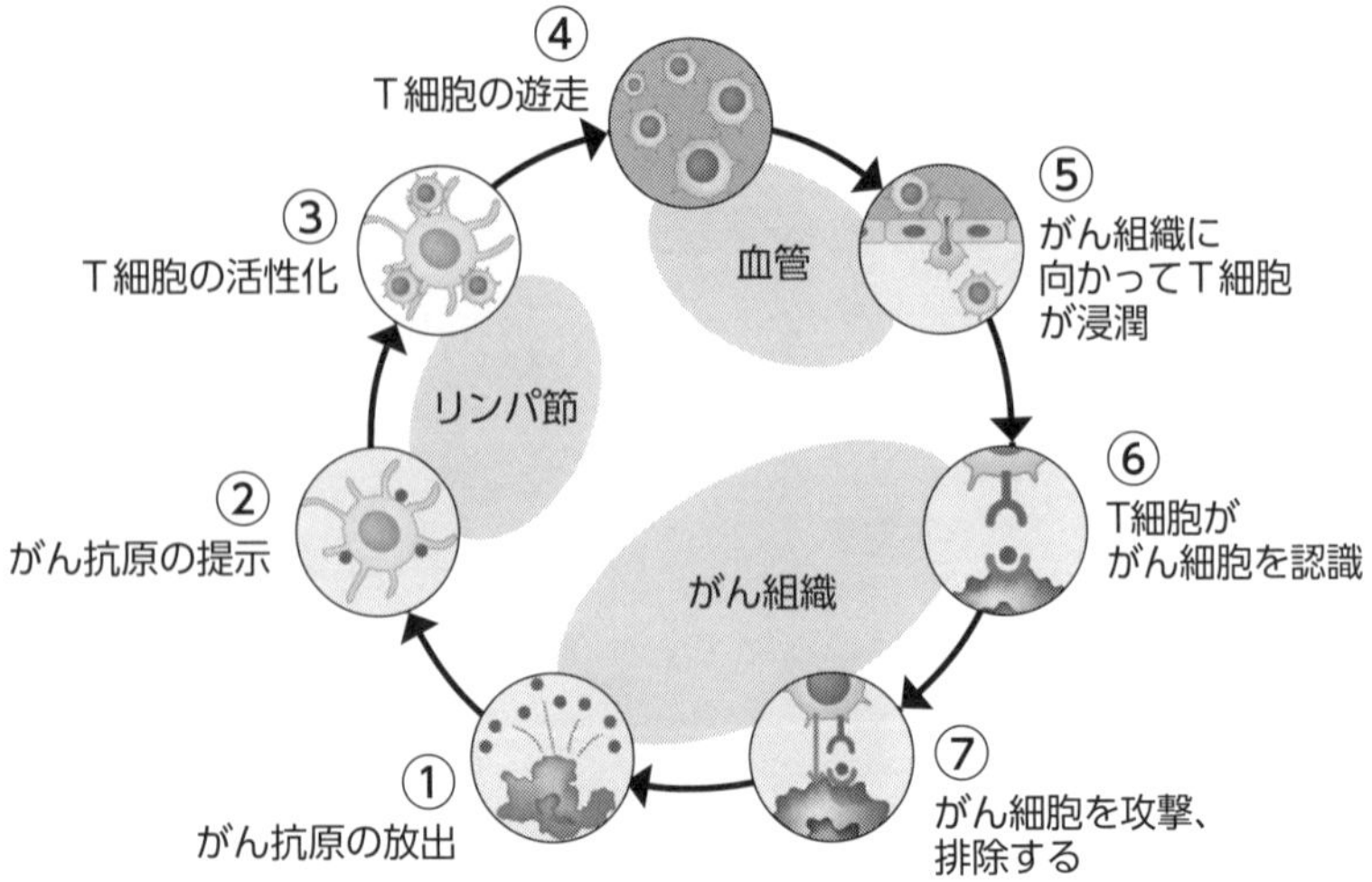

得免疫という二段がまえになっているのです（前ページ図4）。

ここまでは理解できたでしょうか。続いて、免疫とがんの関係についてお話ししましょう。

1章でお話ししたように、じつは、私たちのからだのなかでは、がん細胞が毎日生まれています。がん患者さんだけでなく、健康な人も、です。その数、なんと5000個ともいわれます。つまり、免疫は毎日、5000個のがん細胞を相手に戦っているわけです。これは非常な激戦です。がんを発症していないということは、その人のからだのなかの免疫は激闘の末にがんを制圧し、がんに対して無敗記録を更新し続けていることを意味します。

では、免疫はがんを相手にどのような戦いをくり広げているのでしょうか。
がんとの戦いは、おもに獲得免疫が担当しています。獲得免疫ががんを倒すには、樹状細胞ががんを認識してT細胞が攻撃するまで、七つのステップがあります。この七つのステップを「がん免疫サイクル」といいます。

右ページの図5を見てください。これが、がん免疫サイクルの流れです。がん免疫サイクルの各ステップでは、次のようなことが起こっています。

《がん免疫サイクルの流れ》

①がん抗原の放出

免疫サイクルのスタートは、がんの目印となる「がん抗原」の放出です。がん細胞がなんらかの理由で死ぬと、がん細胞から「抗原」が放出されます。抗原は、がん細胞が「異物」であることを示す「目印」です。

②がん抗原の提示

がん細胞のがん抗原を、体内でいち早く認識するのが樹状細胞です。樹状細胞は抗原を認識すると、リンパ節に移動して自分の表面に抗原を提示します。このため樹状細胞は、抗原提示細胞とも呼ばれます。

③T細胞の活性化

樹状細胞ががん抗原を提示すると、T細胞が活性化します。活性化とは、T細胞が通常モードから攻撃モードになることだと思ってください。樹状細胞ががんという犯人を特定して指名手配書をつくり、「こいつが犯人だ。見つけ次第、撃退せよ」と指令を出し、それを受けてT細胞が「よし、出番だ！　やってやるぜ！」と勢い込む——。そんなイメージでしょうか。

④T細胞の遊走

攻撃モードになったT細胞はリンパ節から出動し、がん組織に向かって血管内を移動します（遊走）。

⑤がん組織に向かってT細胞が浸潤

T細胞ががん組織に突入します（浸潤）。

⑥T細胞ががん細胞を認識

T細胞が、たどり着いた先ががん細胞であることを認識します。

⑦がん細胞を攻撃、排除する

T細胞ががん細胞を攻撃・排除します。

先述のとおり、私たちのからだのなかでは、がん細胞が毎日生まれています。それにもかかわらず、がんを発症せずにいられるのは、大きく二つの理由があります。一つは、細胞にそなわっている自死（アポトーシス）機能が働いているからです。もう一つは、免疫サイクルが24時間365日、休むことなくまわり続けて、がんの撲滅に励んでいるからです。

反対に、がんになってしまったということは、アポトーシスの機能が働いていない、あるいは、がん免疫サイクルのどこかにトラブルが起きていることを意味します。

アポトーシスの機能が働かないのは、アポトーシスのスイッチを押す遺伝子が傷ついて故障してしまっているからです。一方、がん免疫サイクルにトラブルが生じるのは、①がん細胞が免疫をだましている、②がん細胞が免疫を抑え込んでいる、のどちらかが起こっているせいです。

がん細胞には、「免疫をだます」スキルをもっているタイプと、「免疫を抑え込む」スキルをもっているタイプがあります。まずは、免疫をだますタイプのがんについて説明しましょう。

免疫は基本的に、異物を認識するとただちに攻撃を開始します。では、免疫が細菌やウイルスなどをどうやって「異物」と認識しているのかといえば、「自分と同じかどうか」を基準に、異物か、そうでないかを判断しています。

細菌やウイルスのようなからだの外からの侵入者は、体内の細胞とは大きさも構造もまったく異なります。したがって、免疫もすぐに「異物が侵入してきた！」とわかり、すみやかに攻撃・排除を開始します。ところががん細胞は、体内の正常な細胞が突然変異してがん化したものです。つまり、もともとは免疫細胞（好中球、マクロファージ、NK細胞、樹状細胞、T細胞など免疫を担う細胞の総称）や、体内のそのほかの細胞の「仲間」でした。そのため、大きさも構造もよく似ています。免疫にとってがん細胞は、攻撃対象かどうかを判断しにくい、厄介な相手なのです。

とはいえ、がん細胞は、正常な細胞とまったく同じというわけではありません。がん細胞は、がん特有の目印をもっています。この目印を「がん抗原」といいます。

樹状細胞はがん抗原を認識すると、「がん細胞＝異物」と判断してT細胞に攻撃を開始するよう促します（免疫サイクルのステップ②、③）。ところが、がん細胞は自分の抗原を目立たなくしたり、消したりして、免疫に異物と判断されないようカモフラージュできるのです。

銀行強盗の現場をイメージするとわかりやすいかもしれません。

配役は、がん細胞が強盗団、樹状細胞とT細胞が警察です。銀行に強盗が入ったという知らせを受け、警察は現場に向かいます。銀行に到着した警察は、行内の様子を見た瞬間、愕然とします。強盗団が銀行員と同じ制服を着ていて、本物の銀行員との見分けがつかないからです。特殊部隊を投入して解決を図ろうにも、銀行員を強盗と誤って攻撃したら一大事です。警察が何もできずにいるのをいいことに、強盗団はお金を手に入れてまんまと逃げてしまう——。そんな状況が体内で起きた結果、免疫サイクルが滞り、がんが発生してしまうのです。

免疫を抑え込むタイプのがんは、T細胞がうまく働けなくなるような物質を出したり、T細胞の活動をブロックするような細胞を増やしたりして、増殖していきます。再び銀行強盗のケースにたとえると、警察の上層部にあらかじめ賄賂を渡すなどして、捜査・逮捕をさせないよう妨害工作をするイメージでしょうか。

ちなみに、リンパ節にがんが発生することがあります。リンパ節はT細胞をはじめ免疫細胞が集中している場所です。そこにがんが発生するのは、警察署に強盗が押し入っているようなものです。このような異常事態が起きてしまうのは、がんが自分の目印(抗原)をカモフラージュして免疫の監視から逃れたり、免疫を抑え込んだりしているからなのです。

がん治療で大切なのは「がん免疫サイクル」をまわすこと

よく、「がんになるのは免疫力が低いせいだ」「免疫力をアップすればがんは治る」といわれますが、本当にそうなのか、考えたことはありますか?

がんのはじまりは、たった1個のがん細胞です。わずか1個のがん細胞が大きくなり、増殖し、検診などで発見されるようになるには10年から20年、あるいはそれ以上の年月がかかります。たとえば、40代でがんが見つかった患者さんは、少なくとも30代、早ければ20代には体内にがん細胞があったことになります。免疫力は年齢とともに低下しますが、20~30代といえば、人生のなかでも免疫力が高い年代にあたります。また、がん患者さんのなかには、「がんになるまでは大きな病気一つしたことがない。風邪もほとんど引いたことがない」という方がかなりの数いらっしゃいます。これはつまり、がん以外に対しては、免疫は機能していたということです。それにもかかわらず、「がんになったのは免疫力が低かったから」と結論づけるのは、ちょっと無理があると思いませんか。

免疫を擁護するわけではありませんが、がん細胞が増殖している間も、免疫そのものは働いていました。「がんになるのは免疫力が低いせい」「免疫力をアップすればがんは治る」、そんな単純な話ではありません。

がん免疫サイクルを理解せずに、単に「免疫力を上げる」という観点で治療をしても、効果はあまり期待できません。いくら免疫力を上げても、がん免疫サイクルのどこかで起こっているトラブルを取り除かない限り、免疫はいつまで経ってもがんへの攻撃を開始できないからです。もう一度銀行強盗にたとえるなら、強盗犯が誰なのか特定できないまま、あるいは、捜査できないよう抑え込まれた状況のまま、警察の人員だけを増やすようなものです。これでは、事件の解決は望めませんよね。

がん治療で重要なのは、がん免疫サイクルをまわして免疫そのものが、がんを退治できるようにすることなのです。

がん免疫サイクルをまわすための具体的な治療法については3章で説明しますが、標準治療と代替医療、それぞれをうまく組み合わせる必要があると考えています。

先に、私は標準治療を否定しないと申し上げました。私が標準治療を否定しない理由は単純明快です。標準治療となっている抗がん剤治療や放射線療法は、がん免疫サイクルをまわすきっかけをつくるのに、非常に有効だからです。たとえば、がんを発症してしまっている原因が、がん細胞が免疫をだましているからだと仮定してみましょう。がん細胞が抗原を隠したり、消したりしているために、がん免疫サイクルがステップ②の「がん抗原の提示」でストップしている状態です。

このような場合、まず、がん細胞を壊して抗原を放出させるのが効果的です。これを、専門用語で「免疫原性細胞死を起こす」といいます。がんという強盗を倒して覆面を剥ぎ、「この顔と同じ細胞ががん細胞だ！　撃退せよ！」と免疫細胞たちに知らせるイメージです。

免疫原性細胞死を効率よく引き起こせるのが、抗がん剤治療や放射線療法です。どちらも多くのがんで標準治療となっていますから、コストパフォーマンスもすぐれています。国民皆保険制度のある日本にいて、保険料を払っているのですから、標準治療を利用しないなんてもったいないと思いませんか？

「代替医療だけ」をおすすめしない理由

もちろん、標準治療にもデメリットはあります。詳しくは3章でお話ししますが、抗がん剤治療や放射線療法は免疫原性細胞死を起こすのに非常に有効な一方で、正常な細胞にもダメージを与え、免疫力を低下させてさまざまな副作用を引き起こします。このように、標準治療によるデメリットが、標準治療のメリットを上まわる場合は、代替医療を視野に入れることをおすすめします。

ただし、代替医療を盲信するのは賛成できません。世の中には、がんは代替医療だけで治ると主張される方が大勢います。医師のなかにもいます。「代替医療だけでがんが治った」という体験談もよく見聞きします。たしかに、そのようなケースもあるのかもしれませんし、がんサバイバーの方を私は純粋に尊敬しています。しかし、治療の最初から標準治療の一切を否定して、代替医療だけを行うのもまた問題があると、私は考えています。

先日、興味深い研究を見つけました。アメリカで標準治療を受けずに代替医療のみを受けた患者さん281名の生存率を比較したところ、代替医療のみのグループのほうが生存率が低い

図6：治療法とがん生存率①

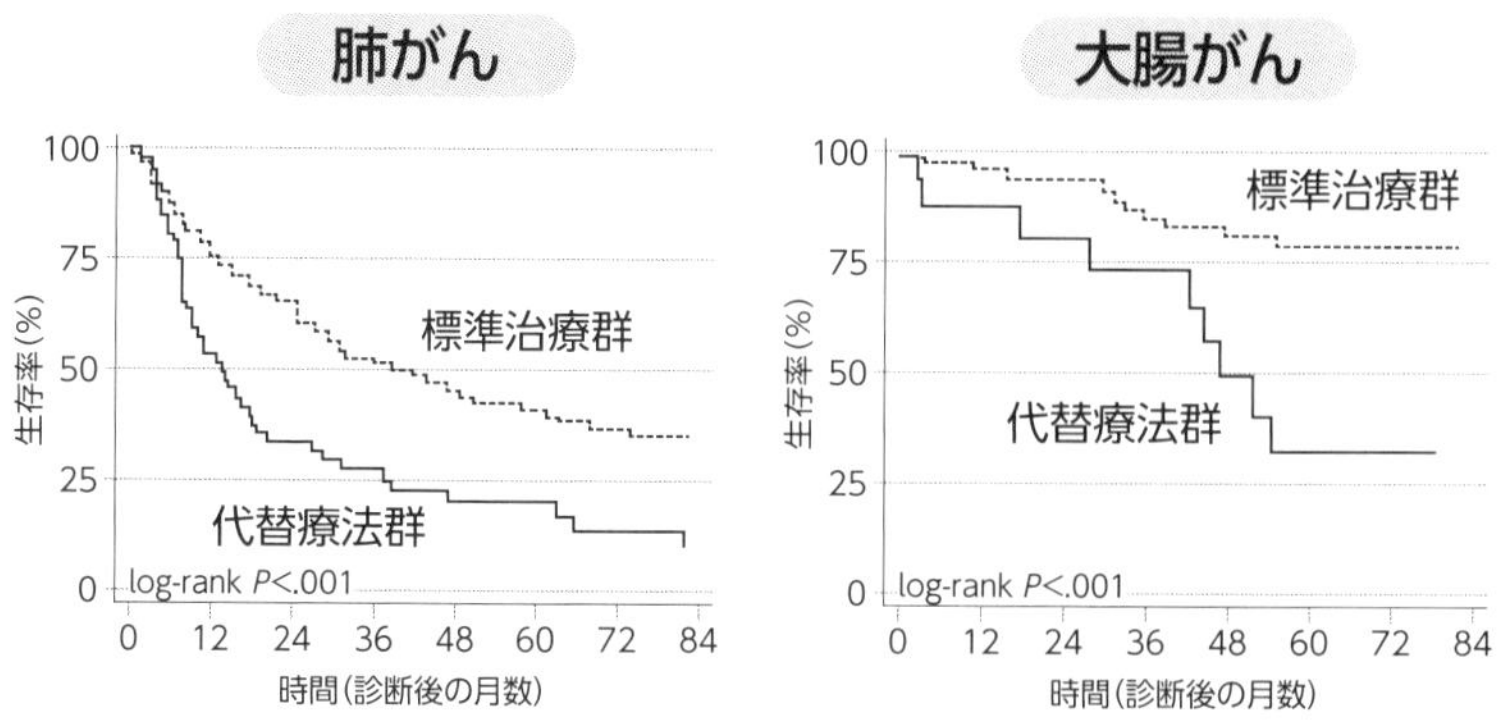

JNCI, 110, 1, 121-124, 2017から引用 一部改変

ことがわかったのです（図6）。代替医療推進派の方には残念な結果ですが、この論文には注意すべき点があります。それは、比較された患者さんは、転移をともなわない状態だったということです。これはすなわち、ステージ0〜Iの患者さんは標準治療をまず受けるべきであり、それがもっとも費用対効果を期待できることを示唆しています。

　論文をもう一つ、ご紹介しましょう。次ページの図7は、代替医療と標準治療を両方受けた患者さんのグループと、標準治療のみを行った患者さんのグループの生存率です。代替医療と標準治療を両方受けた患者さんのグループのほうが、生存率が低いことがわかります。これは単に、「代替医療には効果がない」という話ではありません。なぜ、代替医療と標準治療を併

図7：治療法とがん生存率②

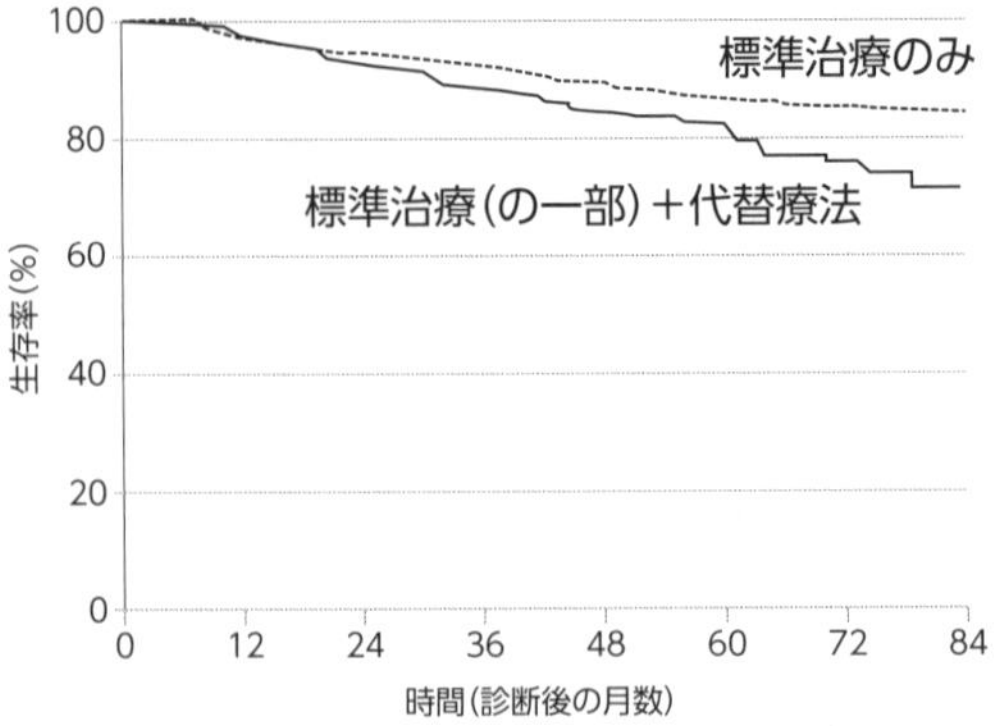

JAMA Oncal, 4, 10, 1375-7, 2018から引用 一部改変

用した人のほうが結果が悪かったのか。論文を詳しく読むと、併用したグループの患者さんのなかには、標準治療の一部を拒否する人が多かったことがわかります。データによると、手術を拒否した人が7%、抗がん剤を拒否した人が34・1%、放射線療法を拒否した人が53%となっていました。

つまり、「代替医療と標準治療を両方受けた」となってはいますが、実際には、医師から提案された標準治療の一部(場合によっては大部分)を受けていなかったのです。その結果が、生存率の低さにつながっていると考えられます。

代替医療を希望される患者さんのなかには、標準治療をかたくなに拒否する方がいらっしゃいます。代替医療だけを行った結果、がんが進行して亡くなってしまった方も少なくありません。私自身、患者さんにこれまでの診療の経過をヒアリングして、「初期の段階で標準治療を受けていれば、状況はもっと違っていたかもしれないのに」と悔しく思うことがあります。ところでなぜ、人は標準治療を拒み、代替医療に走るのでしょうか。

大勢のがん患者さんに接してきて思うのは、代替医療に走るのは、治療への恐怖が大きいからです。たとえば、抗がん剤治療を受けると副作用が出ることがあります。副作用というのは、症状も重篤度も個人差がかなり大きく、それほど深刻でないケースもあるのですが、「抗がん剤は副作用がつらい」というネガティブなイメージを抱いている方は珍しくありません。そして、そのイメージが強ければ強いほど、標準治療への恐怖感も抵抗感も大きくなります。

また、標準治療を提供している医師や医療機関への不信感も、代替医療に走ってしまう理由の一つかもしれません。できるだけ多くの患者さんを診療しなければならない大病院では、医師から納得できるまで説明を受けられないケースもあるでしょう。そうした既存医療への反発から、代替医療を選ぶ方もいるように感じています。

対する代替医療には、「つらい」「苦しい」というイメージがありません。実際、ほとんどの代替医療は痛くもなければしんどくもありません。さらに、標準治療を否定して代替医療のみを推奨する人たちは、「標準治療はかえってからだを害します。代替医療はそのような心配はないし、大変な思いをせずにすみます。この代替医療をやっておけば、がんは必ず治ります」

と説明しますから、患者さんは安心します。どうせならラクな治療を受けたい、「必ず治る」といってほしい——。そんな患者さんの心理に代替医療はうまく〝はまる〟のです。

けれど、「代替医療のみ」はリスクが高いといわざるを得ません。先述の論文からもわかるように、とくにステージ0～Iの初期においては、素直に標準治療を受けることで生存率が上がります。

なお、「がんは放置すれば自然に治る」と主張している医師もいるようですが、はっきりといいます、これは問題外です。がんを発症しているということは、がん免疫サイクルのどこかにトラブルが起こっているということです。放置してよくなるはずがないのです。たった一つのがん細胞は、30回分裂をくり返すだけで10億個になります。放置すれば無限に増え、浸潤と転移をくり返し、からだじゅうに広がるでしょう。仮に放置して治るのであれば、それはつまり、がん免疫サイクルが正常にまわっており、がんを撃退できたということになります。がん免疫サイクルがきちんと働いているのなら、そもそもがんになっていません。

「がんは放置すれば自然に治る」という思想は、「自分ががんだと思いたくない」「治療するのが怖い」という患者さんたちにとって、心のよりどころになります。しかし、そのような主張をする医師にかかった結果、超進行がんとなってしまい、治療の介入をする間もなく亡くなってしまった患者さんを大勢知っています。

くり返しになりますが、がん治療で大切なのは、がん免疫サイクルをまわすことです。そして、そのためには、標準治療と代替医療を組み合わせて行うことが重要です。先ほど触れたように、抗がん剤治療や放射線療法は、がん免疫サイクルをまわすきっかけをつくるのにとくに有効です。一方で、副作用を生じたり、免疫力を下げたりするリスクがあります。対して代替医療は、がん免疫サイクルのどこかで起こっているトラブルを取り除いたり、標準治療で下がってしまった免疫力をサポートしたりするのに長けています。

がんとの戦いは総力戦です。代替医療についてよく調べもせず嫌悪・侮蔑するのも、標準治療を「悪」として拒絶するのも、どちらも患者さんの利益に反します。がんのステージや患者さんの体調、さらには希望に合わせて、標準治療と代替医療とを組み合わせた「統合腫瘍治療」を行う。それが、これからのがん治療のあるべき姿だと私は信じています。

Column

年をとると、なぜがんになりやすくなるのか

一般的にがんは、高齢者に多い病気です。男女ともに、がん罹患率は50歳代から80歳代くらいまで増加します。ではなぜ、高齢になるとがんになりやすくなるのでしょうか。これは、おもに二つの理由があります。

一つは、遺伝子の突然変異が蓄積されるからです。1章でお話ししたように、細胞が分裂をくり返すうちに、遺伝子に突然変異が起こることがあります。からだには、突然変異が起きた異常な細胞を修復したり、自死（アポトーシス）させて排除したりする仕組みがありますが、こうした仕組みも、加齢により老朽化します。その結果、突然変異が積み重なった細胞が増え、がん化する可能性が高くなるのです。

もう一つは、免疫力の低下です。免疫力は加齢にともない低下することがわかっています。突然変異が積み重なった細胞が増えてがん化しても、免疫サイクルがまわっていてがん細胞を排除できていれば、がん発症にはいたりません。しかし、加齢で免疫力が低下するとがん細胞の見逃しが増え、がんになりやすくなります。

ただ、免疫の低下は、食事や運動によってある程度は食い止めることができます。具体的な方法は6章で紹介していますので、ぜひ実践してください。

3章

知っておきたいがん治療最前線

がん免疫サイクルをまわすための治療法とは

がん治療の現場で行われている治療には、さまざまな種類があります。そこで本章では、現在多くの医療機関で行われているがん治療を、標準治療も、そうでないものも含めて具体的にご紹介します。

がんと診断された場合は、一般的に、ガイドラインにしたがって治療が進められますが、どんな治療法であっても、2章でお話しした「がん免疫サイクルをまわす」というコンセプトに基づいて選択・実施することが大切だと私は考えています。

図8は、本章で取り上げている治療法が、がん免疫サイクルのどの部分に働きかけているのかを示したものです。たとえば、図に書かれている「自家がんワクチン療法」とは、体内のがん組織からワクチンをつくり、それを投与する治療法です(詳細は98ページ)。

この治療法は、がん免疫サイクルのステップ②「がん抗原の提示」で起こっているトラブルの解消を主眼として行っています。ステップ②に作用する治療法はほかに樹状細胞ワクチン療法などがありますが、一つのステップに対していくつかの選択肢がある場合は、患者さんのがんのステージや症状を踏まえて、より効果があると思われるものをおすすめしています。

図8：がんの免疫サイクルと治療

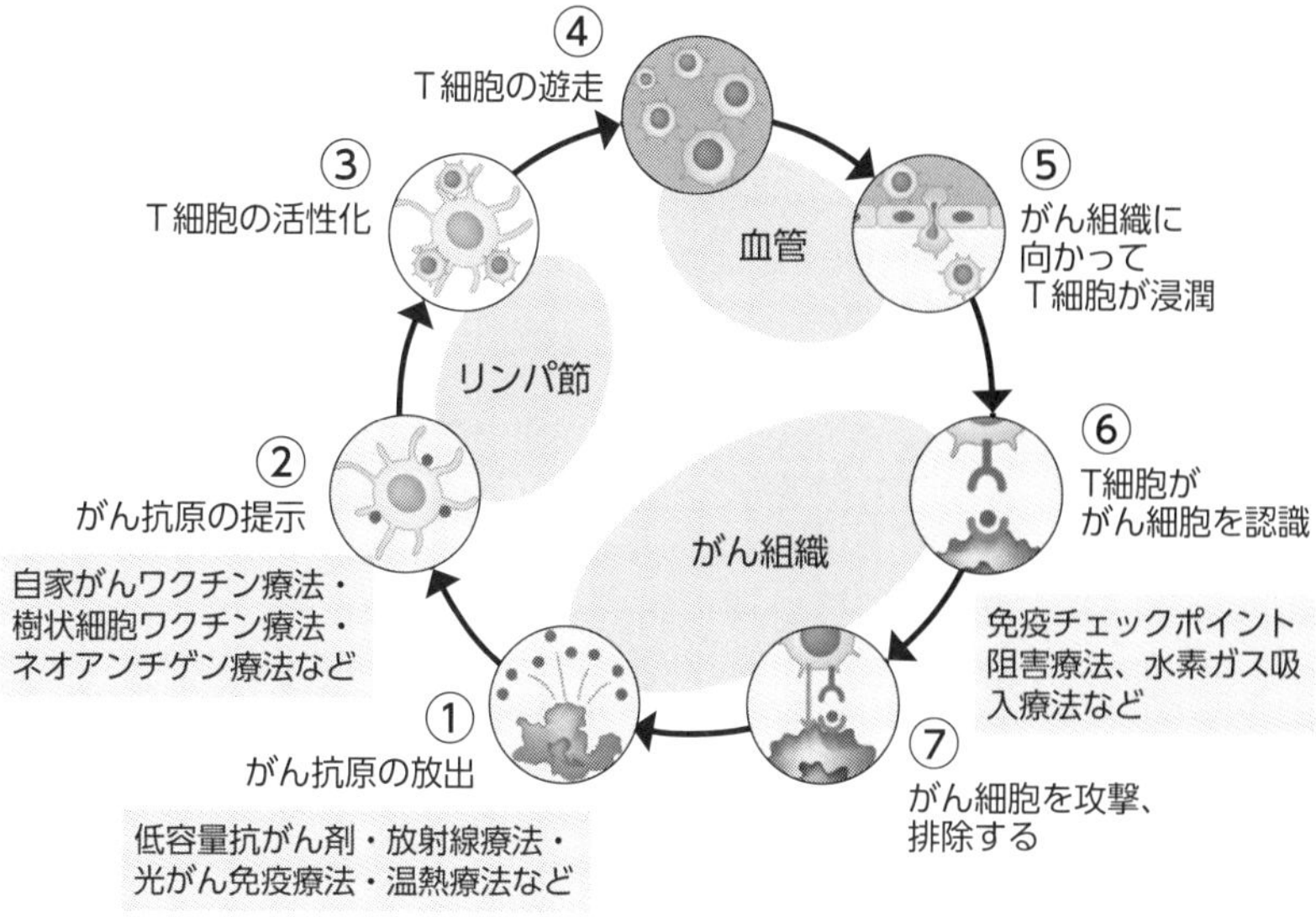

なお、がん免疫サイクルで起こっているトラブルは一つとは限りません。がんを発症している場合、複数のトラブルが同時に起こっていると考えたほうがいいでしょう。ただ、どこで、どのようなトラブルが起こっているのかは、現在の医学では特定できません。そのため、放射線療法でがん抗原を放出させ、自家がんワクチンでがん抗原の提示が起こるようにし、免疫チェックポイント阻害薬でT細胞ががんを攻撃できるようにする、という具合に、いくつかの治療を組み合わせて行うのが基本となります。

それではここから、具体的な治療法について説明していきましょう。

まず取り上げるのは、手術、放射線療法、薬物療法(抗がん剤治療)の「三大がん治療」です。

三大がん治療は、多くのがんで標準治療となっているため、原則として医療費の自己負担は1〜3割ですみます。また、標準治療はエビデンスレベルの高い治療法です。免疫サイクルをまわす治療法として費用対効果にすぐれているので、がんと診断されたら、まずは三大がん治療を検討するといいでしょう。

ただし、三大がん治療=標準治療ではありません。がんの種類や症状などによっては標準治療〝外〟のものもあり、その場合、保険適用外となります。

なお、保険適用外で私のクリニックで扱っている治療法に関しては、治療の流れと、料金の目安も掲載しておきます。検討する際の参考にしてください。

三大がん治療①手術

ステージ初期であれば、手術が有効

厳密にいえば、手術は、がん免疫サイクルをまわすための治療法ではありません。しかし、三大がん治療の一つですので、最初に説明しておきましょう。

ステージ0〜Iで転移や浸潤が見られず、手術によってがん組織を完全に切除できるような

場合は、基本的には手術をおすすめします。極端ないい方になりますが、切り取れる「がん」は、ただの「おでき」と変わりません。

さらに、胃がんや食道がん、大腸がんなどは、超早期に発見できれば内視鏡治療が可能です。近年は、より広範囲のがん組織を内視鏡を使って剥離できる「内視鏡的粘膜下層剥離術」（ESD）も開発され、転移の可能性がほとんどない超早期の胃がんや食道がん、大腸がんなどで標準治療となっています。内視鏡的粘膜下層剥離術は1時間ほどで終了し、翌日から通常の食事が可能です。

このように、がん組織の状態によっては、からだに小さい穴を開けるだけでがんを取り除けます。からだを切り開く範囲が小さければ、手術後の回復が早く入院期間が短くなるなど、患者さんの負担が減ります。ステージ初期で再発するリスクがほぼないような場合は、手術したら基本的に治療は終わりにしていいでしょう。

ただし、手術で取り除けるのは、「目で見えているがん」のみです。胃がんで手術を受けてがん組織を切除できたと思っても、その周辺のリンパ節にがん細胞が1個でもあると、再発のリスクがあります。がんを発症したということは、免疫ががん細胞を見逃してしまっていたことを意味しますから、リンパ節にある1個のがん細胞も、再び見逃されてしまう可能性が非常に高いといえます。

このように、ステージⅡ以降で転移のリスクが少しでもあるのなら、手術にプラスして、後述する自家がんワクチン療法や樹状細胞ワクチン療法などを行い、免疫を再教育するとより安心です。

三大がん治療②放射線療法

がん細胞を死滅させて抗原を放出させる

放射線療法とは、患部に放射線をあてることで細胞のDNAに損傷を与え、がん細胞を壊す治療法です。手術、薬物療法(抗がん剤治療)とともに「三大がん治療」と呼ばれます。放射線療法は、手術で切除できなかったがんに対して行われるのが一般的ですが、単独で行われたり、薬物療法と併用されたりすることもあります。このように、手術や放射線療法、薬物療法などを組み合わせて治療を進めることを「集学的治療」といいます。

現在、がんの治療でもっとも多く行われている放射線療法は「外部照射」です。これは、がん組織に対して、からだの外から放射線を照射する方法です。放射線療法はほかに、飲み薬や注射で投与する「内部照射」や、放射性物質を体内に挿入する方法があります。放射線の種類は、標準治療ではX線が一般的です。

なお、がん免疫サイクルに沿った治療においては、放射線療法は、図8(61ページ)の①「がん抗原の放出」を目的に行います。放射線療法による副作用がつらい場合は、水素ガス吸入療法（130ページ）の併用がおすすめです。

《放射線療法のメリット、デメリット》

放射線療法は手術と同じように病巣に対してピンポイントで行う治療ですが、手術と違い、からだにメスを入れる必要がありません。そのため、痛みもなく、通院による治療も可能で日常生活を送りながら治療できます。これは放射線療法の大きなメリットといえるでしょう。

また、標準治療で行われる放射線療法の多くはX線を用いたものであり、公的医療保険の対象です。がん細胞を壊してがん抗原を提示させる方法としては、もっともコストパフォーマンスがいいといえます。

もう一点、放射線療法では、放射線を照射していない離れた部分（転移した部分など）でがんの縮小などが起こる「アブスコパル効果」が見られることがあります。これは、放射線療法の最大のメリットといえるかもしれません。

アブスコパル効果の詳しいメカニズムはまだわかっていません。ただ、おそらくは、放射線療法によりがん抗原が放出されることでT細胞が活性化し、活性化したT細胞が組織や血管内を通って放射線を照射していないところにある同種のがん組織に浸潤・攻撃をしているのでしょう。「がん抗原を放出して免疫サイクルをまわす」という考え方は、もともとはこのアブスコパル効果がヒントになっています。

アブスコパル効果は放射線療法をすれば必ず起こるわけではありませんが、代替医療と組み合わせるなど、今後さらなる研究が進めば、アブスコパル効果を高確率で起こせるようになるかもしれません。

デメリットとしてはまず、照射できる回数に限りがあることが挙げられます。がんが死滅するまで何度もあてることはできません。また、放射線ががん組織の周囲にある正常な細胞にもあたり、正常な細胞がダメージを受けることがあります。正常な細胞は自分自身でダメージを修復できるため、放射線のせいで免疫システムがそこなわれるリスクはあまりありませんが、皮膚の炎症や脱毛、腹痛、下痢、倦怠感などの副作用が起こる可能性はあります。

放射線療法は近年、非常に進化しており、電子線、ガンマ線、重粒子線、陽子線などを用いた治療も開発されています。ただし、こうした最新の放射線療法を受けられるのは一部の医療機関のみです。また、多くは標準治療外で、保険が適用されない分は自己負担となり、標準治療に比べると費用がかかります。

《X線による放射線療法の対象となるがんの種類》

・食道がん　・肺がん　・乳がん　・前立腺がん　・子宮頸がん　・頭頸部がん　など

▼最新の放射線療法―コータック療法

放射線療法では、「放射線増感剤」が用いられることがあります。放射線増感剤は、がん組織内に酸素を増やして、がん細胞の放射線に対する感受性(反応)を高める薬剤です。

私たちのからだを構成する細胞は、酸素とグルコース(ブドウ糖)を使って活動のためのエネルギーをつくり出しています。正常細胞にとって、酸素は必要不可欠です。ところが、がん細胞は正常細胞ほど酸素を必要とせず、がん組織とその周辺は低酸素状態になっています。じつは、このような低酸素状態では、放射線は効果を十分に発揮できません。

さらに、がん組織周辺では、放射線からがんを守る働きをする抗酸化酵素(ペルオキシダーゼ)が増加していることがわかっています。低酸素状態と抗酸化酵素の発生は、とくに大きながん組織で顕著です。ゆえに、大きながん組織に対しては放射線が効きにくい場合があり、治療効果が3分の1程度に低下するともいわれています。そこで、放射線増感剤が用いられるというわけです。

ただ、従来の増感剤は、副作用のリスクが高いという問題点もありました。こうしたジレンマを解決するために開発されたのが、コータック療法です。

コータックは「Kochi Oxydol-Radiation Therapy for Unresectable Carcinomas」の頭文字を組

み合わせた造語です。「高知」（Kochi）と入っているのは、開発者の小川恭弘先生が高知大学の教授時代に開発したことに由来します。

コータック療法で使われる増感剤は、オキシドール（過酸化水素水）と、ヒアルロン酸を混合したものです。オキシドールは消毒液として知られていますし、ヒアルロン酸は健康食品や美容液などにも配合されています。従来の増感剤に比べて、安全性はかなり高いといえるでしょう。

このオキシドール＋ヒアルロン酸の増感剤をがん組織に注射すると、抗酸化酵素が分解されて酸素が発生します。つまり、放射線からがんを守っていた抗酸化酵素が除去され、さらに低酸素状態が改善されるというわけです。その後、放射線を照射すれば、大きながん組織に対しても放射線が効くようになります。

コータック療法は国内ですでに１０００例を超える臨床実績があり、リンパ節に転移した局所進行乳がんや、直径15㎝に達した乳がん、骨に転移した末期の巨大な大腸がんが治った例もありま

コータック治療の可能性（再発転移がん治療情報）

https://www.akiramenai-gan.com/radiotherapy/86817/

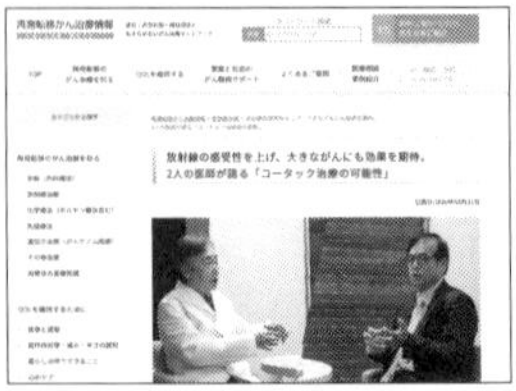

再発転移がん治療情報
放射線の感受性を上げ、大きながんにも効果を期待。
2人の医師が語る「コータック治療の可能性」

す。また、イギリスで実施している臨床試験でも安全性と効果が確認されているとのこと。残念ながら、コータック療法は現時点では公的医療保険の適用ではなく、受けられる医療機関も限られています。しかしながら、今後が有望視されている放射線療法の一つであることは間違いありません。

▼最新の放射線療法―BNCT

もう一つ、最新の放射線療法をご紹介しましょう。「BNCT」(ホウ素中性子捕捉療法)です。

BNCTで用いられる放射線は、通常の放射線療法で使われるX線ではなく、中性子線です。とはいえ、中性子線そのものが、がん細胞を傷つけるわけではありません。BNCTではまず、点滴でホウ素薬剤を投与し、がん細胞に取り込ませます。次に、ホウ素薬剤を取り込んだがん細胞に中性子線をあてます。すると、ホウ素が核反応を起こし、放射線の一種である粒子線が発生。こ

ホウ素中性子捕捉療法とは(国立がん研究センター中央病院)

https://www.ncc.go.jp/jp/ncch/clinic/radiation_oncology/bnct/index.html

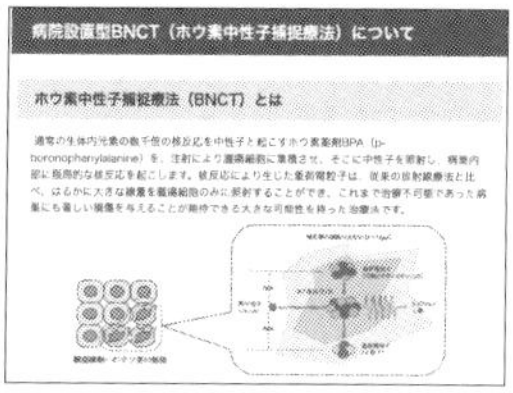

の粒子線ががん細胞を破壊するのです。

粒子線は飛距離が短く、ほぼ細胞1個分の長さしか飛びません。つまり、ホウ素薬剤を取り込んだがん細胞だけを選択的に破壊でき、周囲の正常細胞にはほとんどダメージを与えずにすみます。さらに、ホウ素が発した粒子線は、従来の放射線療法に比べて威力が高く、再発したがんや、放射線への抵抗性が高いがんに対しても効果が期待できます。

治療期間が短いのもBNCTの特徴です。通常の放射線療法の照射回数は数十回ほどですが、BNCTは1～2回で治療が終了します（1回の照射時間は30～60分程度）。

BNCTは2020年6月から、頭頸部がんで公的医療保険の適用となりました。頭頸部がんでの奏効率（治療の効果）は71・4％。今後は脳腫瘍や肺がん、肝臓がんなど、中性子線が届く範囲のがんの治療にも用いられるようになるかもしれません。

三大がん治療③薬物療法

からだ全体に行き渡らせ、がん細胞を攻撃する

これまで説明した手術と放射線療法は、がんができている部分（局所）を治療する「局所治療」です。一方、薬物療法は、からだ全体に薬を行き渡らせ、体内にあるがん細胞を攻撃したり、発育を阻止したりすることを目的とした「全身治療」です。

薬物療法で用いられる薬には、「細胞障害性抗がん薬」「内分泌療法薬（ホルモン療法薬）」「分子標的薬」などがあります。細胞障害性抗がん薬と分子標的薬は単に「抗がん剤」と呼ばれることが多く、抗がん剤を使った治療はとくに「化学療法」といいます。なお、ここでは、抗がん剤を用いた治療について説明します。

抗がん剤を投与する方法は、点滴で血管に入れる方法や、飲み薬として服用する方法などがあります。抗がん剤治療は、手術でがんを完全に切除できなかった場合や、治療後にがんが再発した場合に行われるのが一般的ですが、手術の前にがん組織を小さくする目的で行われたり、放射線療法と組み合わせて行われたりすることもあります。また、再発防止目的で抗がん剤治療が行われるケースもあります。薬剤の投与量や期間は、がんの種類や状態、薬剤によって異なります。

がん免疫サイクルに沿った治療においては、抗がん剤治療は、放射線療法と同様に、図8（61ページ）の①「がん抗原の放出」を目的に行います。

《抗がん剤治療のメリット、デメリット》

手術や放射線療法のような局所療法は、基本的に目に見えるがんしか治療できません。しかし、抗がん剤治療はからだ全体に薬を行き渡らせることができるため、からだのどこかにある目に見えない小さながん細胞にも対応できます。これは抗がん剤治療の大きなメリットです。加えて、抗がん剤の開発は年々進んでおり、その効果も確実に高まっています。分子標的薬は、がん細胞だけがもつ特徴的な分子をターゲットにした薬で、近年になって開発されたものです。

また、抗がん剤治療は通院で行うケースが増えており、日常生活を送りながら治療できるのも、抗がん剤治療のメリットの一つといえるでしょう。

その一方で、抗がん剤はがん細胞だけでなく正常な細胞にもダメージを与えます。その結果として起こるのが、口内炎や下痢、吐き気、疲労感、体重減少、脱毛などの副作用です。分子標的薬は従来の抗がん剤に比べると正常な細胞へのダメージは少ないといえますが、それでも副作用はゼロではありません。

加えて、抗がん剤はいつか必ず効かなくなります。がん細胞が抗がん剤に対して耐性をもつようになるからです。抗がん剤によりがん免疫サイクルがまわらず、そのうえ抗がん剤も効かなくなれば、それ以上の治療が難しくなってしまいます。

残念ながら、標準治療では、抗がん剤でがん細胞を攻撃することが優先されるあまり、患者さんの免疫力がいちじるしく落ちてしまうケースが多々あります。ステージの進んだがんが抗がん剤治療で治らず、がん難民になる患者さんは少なくありませんが、その原因の一つは、患者さん自身の免疫システムを上手に活用できていないからではないか、と私は考えています。

したがって、抗がん剤治療を行う際は、

①免疫細胞にできるだけダメージを与えず、がん細胞を攻撃して抗原を提示させる

②がん抗原が提示されたら、免疫サイクルがまわるようにする

この2点に配慮することが重要となります。そして、そのためには、抗がん剤治療に並行して、6種複合免疫療法(114ページ)、しいたけ菌糸体サプリメントやAHCC療法(127、128ページ)、水素ガス吸入療法(130ページ)、高濃度ビタミンC点滴療法(141ページ)、温熱療法(145ページ)、丸山ワクチン療法(151ページ)などの免疫を強化するような治療を柔軟に組み合わせるべきなのですが、ガイドラインありきの現在の標準治療では難しいといわざるを得ません。

なお、すべての抗がん剤治療が標準治療というわけではありません。抗がん剤にはたくさんの種類があり、がんの種類やステージによって、標準治療として認められている抗がん剤が決まっています。抗がん剤の種類や組み合わせによっては、標準治療からは外れることもありますので、覚えておいてください。

《抗がん剤治療の対象となるがんの種類》

・全身に転移している可能性のあるがん

・手術で対応できない血液のがん(白血病など)

・胃がん、大腸がん、子宮がん、前立腺がん、膀胱がんなど、抗がん剤でがんの縮小が期待できるがん

▼最新の抗がん剤治療―高分子抗がん剤によるDDS

先述のとおり、抗がん剤には正常な細胞にもダメージを与えてしまうというデメリットがあります。そのデメリットを解消する薬剤が「高分子抗がん剤」です。高分子抗がん剤は、ごく簡単にいえば、抗がん剤の成分のサイズを従来よりも大きくしたものです。

「抗がん剤の成分のサイズを大きくするだけで、なぜ、正常な細胞にダメージを与えずにすむのか」と不思議に思う方も多いでしょう。これには、ＤＤＳ＝ドラッグデリバリーシステムと、ＥＰＲ効果が関係しています。

順に説明していきましょう。

そもそもドラッグデリバリーシステムとは、薬剤を、狙った疾患部位に適切な量・必要な時間だけ作用するよう送り届ける治療法のことです。ドラッグデリバリーシステムには、

・薬剤を狙った場所に効率よく届けることができるので、的確な効果を得られる
・投薬量の減少が期待できる

・疾患部位でのみ薬剤が働くので、副作用を抑えられる

といったメリットがあります。抗がん剤治療は「副作用でつらい思いをして、それに見合った効果が得られるのだろうか」という不安を持つ人が多いと思いますが、ドラッグデリバリーシステムの進歩により、むやみに心配する必要はなくなりつつあります。なお、ドラッグデリバリーシステムは、がんに限らず、多くの病気の薬物療法に活用されています。

さて、EPR効果は、ドラッグデリバリーシステムの研究をしていた前田浩教授（バイオダイナミックス研究所理事長／研究所長、熊本大学名誉教授、大阪大学招聘教授、東北大学特任教授）が、1980年代に発見した現象です。

がん細胞は増殖が早く、たくさんの栄養分を必要とします。そこでがん細胞は、栄養分をより多く摂取できるよう、がん組織のまわりに本来の血管とは別に新しい血管をつくります。これを新生血管といいます。そもそも血管の壁にはたくさんの細かな穴が開いていて、細胞はこの穴から染み出た栄養を受け取っています。本来の血管の壁の穴はとても小さいのですが、新生血管の壁の穴はかなり大きめです。本来の血管の壁の穴がテニスボール大だとしたら、新生血管の壁の穴はテニスコートくらいだといわれています。新生血管はいわば〝欠陥工事〟なのです。

がん組織のまわりにできるリンパ管もまた〝欠陥工事〟です。リンパ管は、血管と同じよう

に全身にはりめぐらされています。リンパ管には、血管からもれ出た異物を回収する役目があります。ただし、がん組織の新生血管の近くにできるリンパ管は、本来のものに比べると未発達です。血管から異物がもれてきても、未発達なリンパ管は回収できません。

前田教授はこうしたがんの特性に着目し、次の2点を発見します。

・本来の血管壁の穴よりも大きく、なおかつ、新生血管の壁の穴は通過できる大きさの高分子の抗がん剤を投与すれば、がん細胞にだけ薬剤を届けられる

・高分子の抗がん剤がいったんがん細胞の内部に取り込まれると、異物としてリンパ管に回収されることなく留まる

前田教授はこの現象を「EPR(enhanced permeability and retention)効果」と名づけて発表。2016年にはノーベル化学賞の日本人有力候補に挙げられています。

その後、前田教授はEPR効果を基本コンセプトとしたP-THPという抗がん剤を開発します。ピラルビシン(THP)という古い抗がん剤に、高分子のポリマー(P)をくっつけた薬剤です。P-THPは「副作用のない抗がん剤」として注目を集め、P-THPで治療を受けた患者さんのなかには、がんがほぼ消えた方もいらっしゃったようです。

しかし、P-THPは現在、薬機法の関係で流通がストップしており、利用できません。そこで、P-THPに代わる新しい抗がん剤として誕生したのが、SMA-CDDP(スマシーディー

図9：高分子抗がん剤の仕組

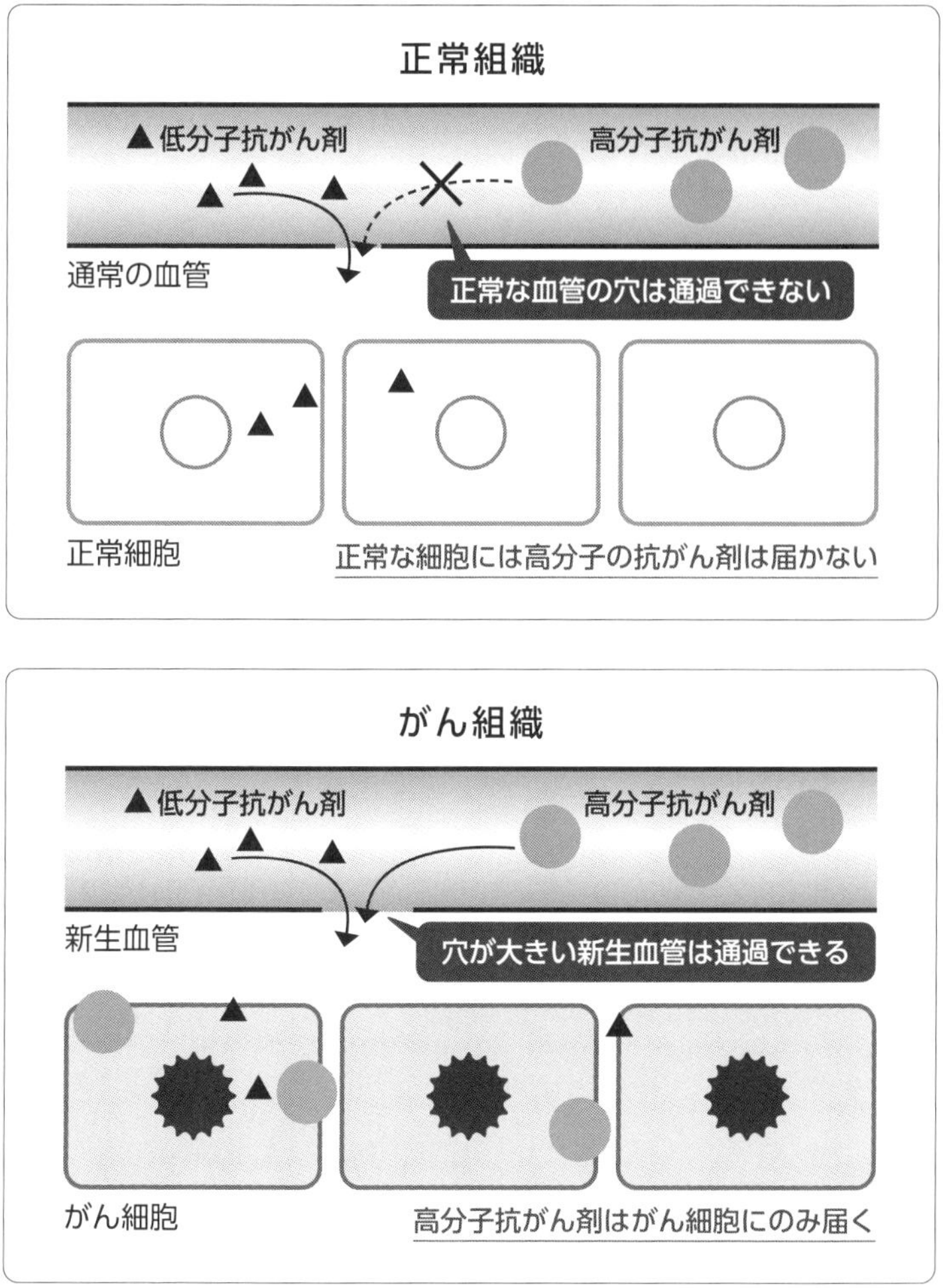

正常組織
▲低分子抗がん剤
高分子抗がん剤
通常の血管
正常な血管の穴は通過できない
正常細胞
正常な細胞には高分子の抗がん剤は届かない
がん組織
▲低分子抗がん剤
高分子抗がん剤
新生血管
穴が大きい新生血管は通過できる
がん細胞
高分子抗がん剤はがん細胞にのみ届く

ディーピー)です。SMA-CDDPは特殊な高分子ポリマー構造となっており、水に溶けにくいシスプラチンという薬剤を、水に溶けやすいポリマーでコーティングしています。このため水溶性であり、EPR効果によってがんへの到達がよいという性質があります。また、PH応答性といってがん周囲の酸性環境下でポリマーが外れて放出されるように設計されており、副作用が少なく、がんへの攻撃性が非常に高いことがわかっています。

私のクリニックはこの薬剤の開発段階から前田浩先生と共同研究を行っているグループと情報交換しており、人への臨床を世界ではじめて行ったSMA-CDDPを使用できる唯一の医療機関です(2021年4月現在)。

なお、EPR効果を活用した抗がん剤のなかには、保険適用となっているものもあります。2020年に承認・発売されたオニバイドです。オニバイドは現在、化学療法後に再発し、完全切除ができないすい臓がんに対して保険適用となっています。

オニバイドは、リポソームと呼ばれるカプセルのなかに薬剤が閉じ込められており、カプセルは、がん細胞周辺の新生血管の壁だけを通過できる大きさに設計されています。つまり、EPR効果が設計のコンセプトとなっているのです。EPR効果は、後述する光がん免疫療法にも応用されています。

▼最新の抗がん剤治療――血管内治療

抗がん剤治療を受ける場合は、血管内治療という選択肢もあります。血管内治療はドラッグデリバリーシステム技術を活用した治療法で、マイクロカテーテルをがん組織のすぐそばまで入れて抗がん剤を注入し、その後、がんへの血流を止めるというものです。ドラッグデリバリーシステムの技術によってつくられていない薬剤も、血管内治療で投与すれば狙ったところに薬剤を届けることができます。つまり、ドラッグデリバリーシステム薬剤と同様の効果が期待できるというわけです。

「なぜ、がんへの血流を止めるの？」と疑問に思った方もいるかもしれません。高分子抗がん剤の項（74ページ）でも説明しましたが、がん組織のまわりには、がん細胞に栄養を運ぶための新生血管が生じています。この新生血管への血流を止めることができれば、がん細胞には栄養が届きません。つまり血管内治療は、抗がん剤によるがん組織への直接攻撃と、がん組織への兵糧攻めという、二段がまえでがんを治療する方法なのです。なお、血流を遮断するのはがん細胞に栄養を送っている新生血管のみなので、正常な細胞には影響はありません。

抗がん剤治療は「全身治療」に分類されますが、血管内治療は「局所治療」です。抗がん剤の使用量は、全身治療に比べて4分の1から10分の1と少なく、からだへの負担が少なくてすみます。加えて、抗がん剤の影響で免疫の働きが低下するリスクも減らせます。これは血管内治療の大きなメリットです。

さらに、さまざまな種類のがんに対して血管内治療を行う「ＩＧＴクリニック」（大阪府泉佐野市）では、血管内治療は保険診療となっており、高額医療費制度が利用できます。がんの種類や進行状況にもよりますが、１回３泊４日の治療は数万〜10数万円ほど。経済的な負担も少なくてすむのです。

血管内治療は、次のような流れで行われます。

《血管内治療の流れ》

①カテーテルの挿入

足のつけ根からカテーテルを入れ、大動脈まで挿入します。

②マイクロカテーテル

カテーテルのなかに直径１㎜程度のマイクロカテーテルを挿入し、目的の動脈まで進めます。

③薬剤の注入

ＣＴでマイクロカテーテルの先端が最適の位置にいることを確認したら、マイクロカテーテルから薬剤を注入します。

④塞栓術

続いて塞栓術を行い、がん組織への血流を止めます。

血管内治療は、患者さんの身体的な負担も経済的な負担も少ない、非常にすぐれた治療法だと感じています。血管内治療を提供しているのは、ＩＧＴクリニックを含め国内で数か所しかありませんが、私のクリニックでは、抗がん剤治療を受けている患者さんには、まずは血管内治療をおすすめしています（ただし、すべての患者さんが血管内治療の適用になるわけではありません）。標準治療で抗がん剤治療を受けている方、あるいは検討している方は、ぜひ一度、血管内治療を行っている医療機関を受診してみてはいかがでしょうか。

また、血管内治療と、光がん免疫療法（87ページ）を併用すると、より高い効果が期待できます。以前、下咽頭がんの患者さんに血管内治療と光がん免疫療法を並行して行ったところ、3か月ほどで腫瘍成分がほぼ消失しました。もちろん、すべての患者さんに有効だと主張するつもりはありません。完治を約束するものでもありません。しかし、このような治療法があるのだと知っておくことは、がんと戦ううえで非常に有益だと考えています。

「第四の治療法」免疫療法とは何か

手術、抗がん剤治療、放射線療法は、三大がん治療と呼ばれています。一方、私たちのからだにそなわっている免疫の力を活かしてがんを治療する方法を「免疫療法」といいます。免疫療法は、三大がん治療に続く「がんの第四の治療法」ともいわれます。しかし、これまでのがんの標準治療には、「免疫を活用する」という観点はほとんどなく、免疫療法の多くは標準治療〝外〟でした。

なぜ、「第四の治療法」とされながらも公的医療保険の適用にならないのか、不思議に思う方もいるかもしれません。免疫療法が保険適用にならない、その背景にはさまざまな事情が絡み合っていますが、最大の理由は、免疫療法の効果を証明するのが難しいからでしょう。

がんの免疫療法自体は１９７０年代から行われており、臨床的に効果があったと報告されているものも少なくありません。しかしながら、免疫療法は患者さんによって効果の差が大きいのも事実。がんの種類、ステージが同じ患者さんに同じ免疫療法を行ったのに、常識をはるかに超えて効くときもあれば、効果がほとんど確認できないときもあります。

加えて、免疫療法はからだにもともとそなわっている機能を活用しているため、患者さんが回復したとしても、免疫療法のおかげで回復したのか、それとも、免疫機能が偶然うまく働いた影響で回復したのかを、はっきりさせることは困難です。このような理由から、多くの免疫療法は、高いレベルでのエビデンスを得られずにいます。

ちなみに、個人によって免疫療法の効果に大きく差が出るのは、免疫そのものの個人差が大きいからではないでしょうか。

新型コロナウイルスに感染した方の症状も、人によってかなり差がありました。感染しても無症状な方もいれば、若くて基礎疾患などもないのに重症化した方もいます。同じように、免疫療法は免疫機能に働きかける治療法だけに、効果にばらつきが出てしまうのでしょう。

免疫療法は完ぺきな治療法ではなく、いまだ発展途上の治療法です。しかし、急速に進歩しています。近年は、光がん免疫療法（87ページ）、免疫チェックポイント阻害療法（118ページ）のように、一部のがんで標準治療となった免疫療法もあります。免疫療法は、今後のがん治療のメインストリームになっていくだろうと私は考えています。

また、免疫療法は、副作用の軽減や再発・転移の予防も期待できます。したがって、三大がん治療との併用もおすすめです。たとえば、抗がん剤治療を続けていると免疫力が落ちます。そこで、免疫療法で免疫力をカバーできれば、抗がん剤を使用できる期間が長くなり、がんそのものを小さくできるかもしれません。

標準治療と免疫療法を併用することで、患者さんの生存率が上がったという研究もあります。

図10：肺がん（Ⅱ～Ⅳ期）術後、標準治療と免疫細胞治療の併用による術後生存率

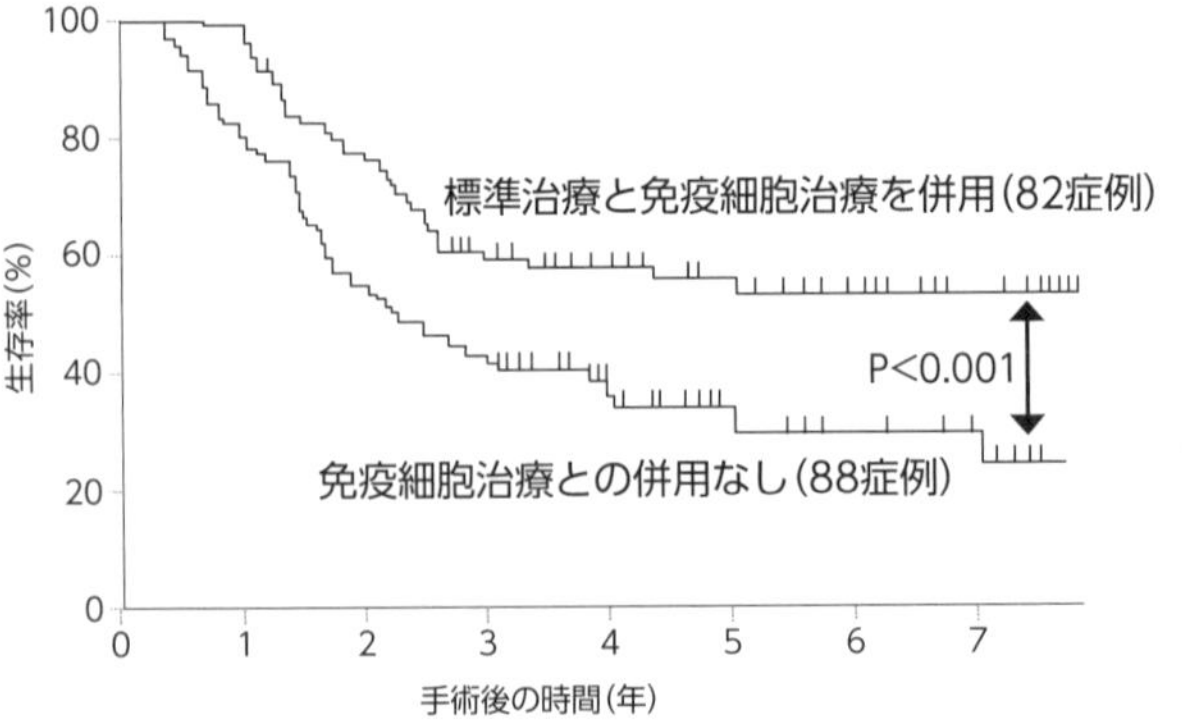

千葉大学と千葉県がんセンターで行った無作為抽出比較試験
出典　「Cancer」誌　第80巻１号（2000年）木村秀樹ほか

千葉大学と千葉県がんセンターが発表した論文によると、標準治療（抗がん剤と放射線療法）を受けて経過観察をした肺がん患者さんのグループと、標準治療に免疫療法を併用した肺がん患者さんのグループとでは、７年後の生存率は併用グループのほうが明らかに高くなっています（図10）。

「標準治療だけ」でもなく、「免疫療法だけ」でもなく、標準治療と免疫療法を併用して免疫サイクルをまわし、がんと戦う。それが大切なのです。

それではここからは、免疫療法についてご紹介します。なお、免疫療法の多くは、大きく二つのタイプに分けられます。

《免疫療法のタイプ》

○免疫サイクル上のトラブルを取り除く

がん免疫サイクルのどこかで起こっているトラブルを取り除くことを主目的とした治療法です。たとえば、後述の光がん免疫療法（87ページ）は、がん免疫サイクルにおける①「がん抗原の放出」で起きているトラブルを取り除き、がん抗原を放出させます。免疫チェックポイント阻害療法（118ページ）は、おもに⑦「がん細胞を攻撃、排除する」で起きているトラブルを排除し、T細胞ががん細胞を攻撃・排除できるようにします。

免疫療法のうち、近年、とくに研究が進んでいるのが、②「がん抗原の提示」を主目的とした治療法です。後述の自家がんワクチン療法（98ページ）、樹状細胞ワクチン療法（106ページ）、ネオアンチゲン療法（110ページ）はこのタイプに該当します。

○免疫全体の活性化を目的としたもの

がん免疫サイクルのどこか1か所に働きかけるのではなく、T細胞や樹状細胞など免疫細胞全体を活性化させる治療法。後述の6種複合免疫療法（114ページ）がこれに該当します。従来の免疫療法はこちらのタイプが主流でした。

免疫療法・複合ハーブ療法によるすい臓がんの再発完治の症例

ここで再発がんに対して、標準治療（手術・抗がん剤・放射線）を行わず、免疫療法と複合ハーブ療法で完治した症例をご紹介します。

【受診までの経緯】

患者さんは69歳男性。２０１４年12月1日、すい管内粘液性腺癌（ＩＰＭＣ）にて、総合病院ですい頭十二指腸切除手術を受けました。その後腫瘍マーカーがやや上昇した状態が続いていましたが、ご自身の意思で術後抗がん剤は行いませんでした。

しかし２０１６年10月24日のＣＴ検査で肝臓に再発が発見され、12月13日に余命3か月と診断されました。病院からは化学療法の提案もありましたが、本人が免疫治療を希望して当院を受診。

【治療】

抗がん剤、放射線などの治療は行わず、アメリカの複合ハーブＧＰＣＣ（ジェネピック・日本未承認）と6種複合免疫療法（ＣＳＣ）を行いました。

【治療前後の比較】
2017年4月20日に肝転移が消失。

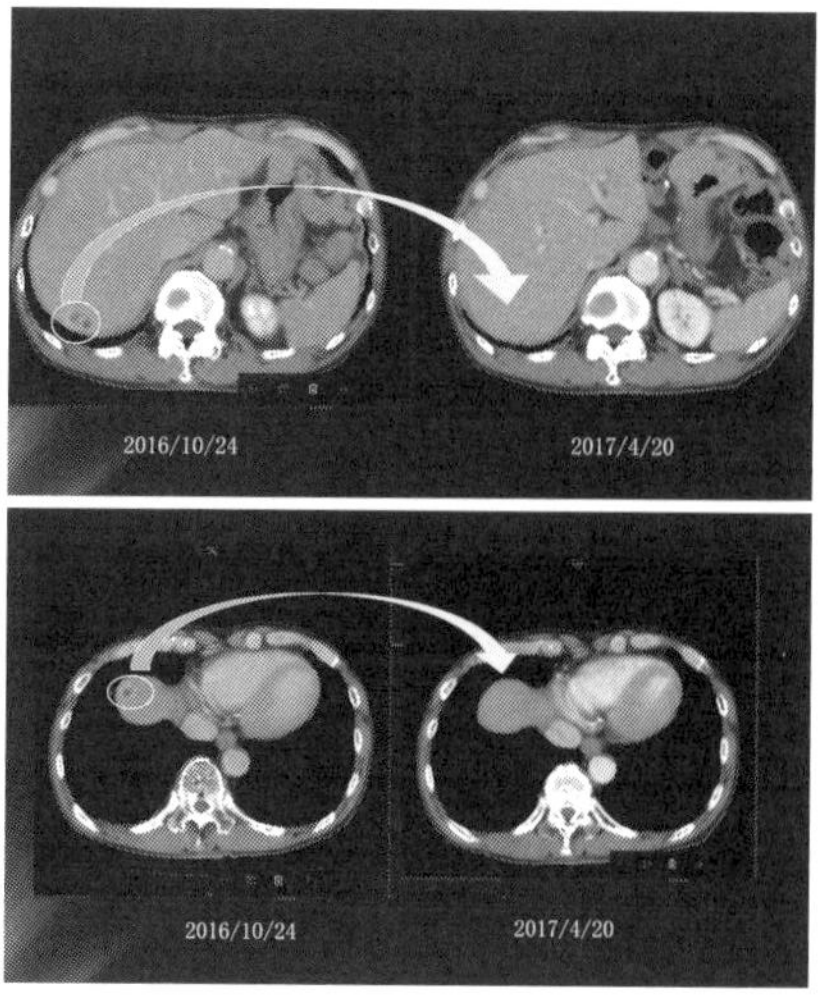

【治療後経緯】
2017年11月まで治療を行い、その後はメンタルケアと食事指導のみを行っています。2018年5月の時点で、画像上の再発も認めず、腫瘍マーカーも正常です。

▼免疫療法①光がん免疫療法 免疫サイクルへのアプローチ→がん抗原の放出

私が院長を務める「よろずクリニック」では、光がん免疫療法も行っています。光がん免疫療法は、近年、手術、薬物療法、放射線療法、免疫療法に続く「第五のがん治療」として注目を集めている「光免疫療法」の一種です。

光免疫療法のメカニズムを簡単に説明すると、まず、光感受性物質（光をあてると化学変化を起こす物質）を分子標的薬に結合させたり、ＥＰＲ効果を利用したりしてがん細胞周辺へ送り込みます。そして、光をあててがん細胞を破壊して免疫原性細胞死（がん細胞の覆面を剥ぎ取るイメージです）を誘発し、がん抗原を放出させます。その後、がん抗原が放出されたら樹状細胞などに認識させ、免疫サイクルをまわしてがんを撃退・排除させます。光による治療と、免疫サイクルを活用した自然治癒力（獲得免疫）とを組み合わせていることから、「光免疫療法」と呼ばれます。

アメリカのオバマ元大統領は２０１２年の一般教書演説で、光免疫療法を「偉大な成果」として紹介。これにより、光免疫療法は大きな注目を集めました。光免疫療法を研究・開発した小林久隆氏は、２０１４年にアメリカ国立衛生研究所（ＮＩＨ）からＮＩＨ長官賞を受賞しています。

２０２０年、この光免疫療法に関する大きなニュースがありました。小林久隆氏が中心となって開発し、楽天メディカルが事業化を進める医薬品「アキャルックス点滴静注」が、厚生労働省の薬事承認を取得したのです。

アキャルックスは、がん細胞と戦う武器「抗体」と、ＩＲ７００という化学物質を結合した薬剤です。アキャルックスの抗体には、がん細胞の表面にある抗原と結合する働きがあります。

この働きにより、アキャルックスはがん細胞にピンポイントで届きます。

ＩＲ７００は、道路標識や新幹線などにも利用されている、青色塗料のもととなる物質です。道路標識や新幹線に使われていることからもわかるように、本来は水に溶けませんが、アキャルックスでは、水に溶けやすい性質に改良されています。

アキャルックスを注射すると、抗体の働きのおかげで薬剤ががん細胞と結合します。ＩＲ７００も一緒にがん細胞まで運ばれます。薬剤ががん細胞に到達したら、その部位に向けて近赤外線を照射します。がんがからだの奥深くに巣食っている場合には、光ファイバーを差し込んで光を届けます。

近赤外線があたると、光エネルギーを吸収したＩＲ７００の構造が瞬時に変化し、本来の水に溶けない性質に戻ります。このとき、抗体と、抗体が結合した抗原にも多大なダメージが加わり、がん細胞が破裂して死滅します。風船が割れて壊れるようなイメージです。

また、破裂したがん細胞からはがん抗原が放出され、それをきっかけに残ったがん細胞に対する免疫の攻撃が増すという効果もあります。

光免疫療法は現在、顔や首のまわりなど頭頸部にできるがんのうち、局所で進行したり再発したりして、手術で切除できないケースについて公的医療保険の適用となっています。

さて、ここまでお話ししたのは、アキャルックスを用いた光免疫療法です。ここからは、私のクリニックで提供している光免疫療法について説明します。アキャルックスを用いた光免疫療法と混同されないよう、クリニックでは「光がん免疫療法」と呼んでいます。

光がん免疫療法で用いるのは、ＩＣＧリポソームという薬剤です。ＩＣＧは、インドシアニングリーンという緑色の色素で、肝機能検査などにも使われています。ＩＣＧはリポソームという脂質でできたカプセルのなかに入っていて、リポソームは、ＥＰＲ効果のコンセプトに基づき、がん細胞にのみ作用する大きさに設計されています。

《光がん免疫療法の流れ》

①ＩＣＧリポソームの投与

ＩＣＧリポソームを患者さんに点滴します。ＩＣＧリポソームは投与後24時間ほどで、がん組織周辺へと集まります。

ちなみに、楽天メディカルジャパンのアキャルックスは、抗体とがん細胞の表面にある抗原とが結合する仕組みを応用して、薬剤をがん細胞へと届けています。一方、ＩＣＧリポソームの場合は、ＥＰＲ効果を活用してがん細胞へと届けます。ここが、楽天メディカルジャパンの光免疫療法と、当クリニックで行っている光がん免疫療法の大きな違いです。

②近赤外線をあてる

ＩＣＧリポソームががん組織に集まったら、そこへ近赤外線をあてます。すると、ＩＣＧリポソーム内の光感作物質（アキャルックスにおけるＩＲ７００に該当します）が変化を起こし、その影響で周辺の酵素が過酸化物質になります。この過酸化物質ががん細胞を壊します。がん細胞が破壊されて抗原が放出されたら、免疫サイクルがまわり出します。

《光免疫療法、光がん免疫療法のメリット、デメリット》

アキャルックスを用いた光免疫療法も、ＩＣＧリポソームを用いた光がん免疫療法も、がん細胞をピンポイントで攻撃できる点が最大のメリットです。正常細胞にはダメージを与えないので、重篤な副作用や免疫低下の心配はほとんどありません。また、放射線療法のように照射できる回数に制限がないので、一度でがん細胞が消失しない場合も、くり返し治療が可能です。

アキャルックスを用いた治験では、再発した頭頸部がん約30例中４割で、がんが縮小したり消えたりする効果が確認されています。これまで有力な治療法がなかった再発頭頸部がんの患者さんにとっては、光免疫療法はまさに〝希望の光〟といえるでしょう。しかしながら、光免疫療法はまだ、限られた病院でしか受けられません。光免疫療法を提供する病院が増えるには、まだまだ時間がかかりそうです。

ＩＣＧリポソームを用いた光がん免疫療法は、保険適用ではありません。一方で、当クリニッ

図11：光がん免疫療法の仕組

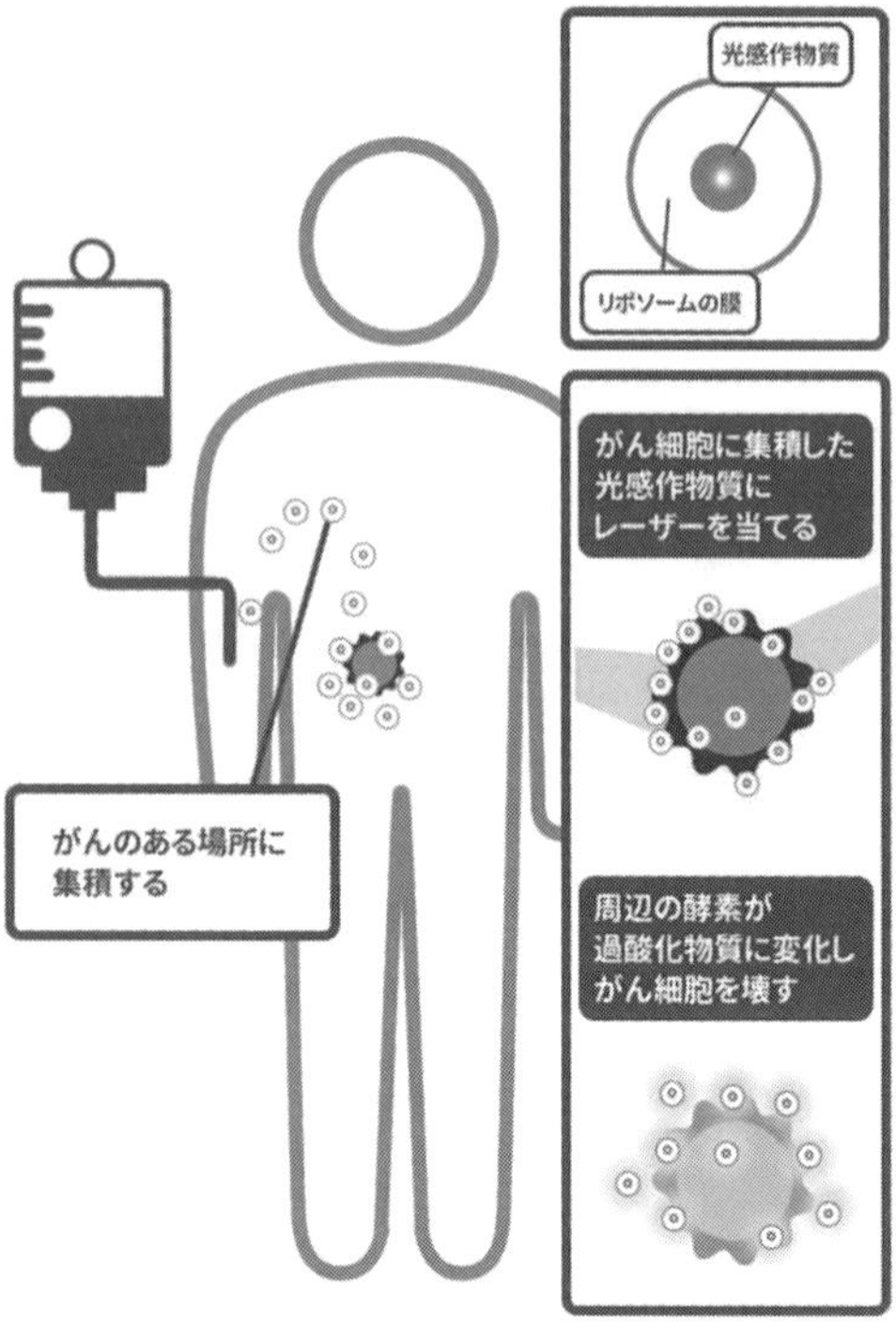

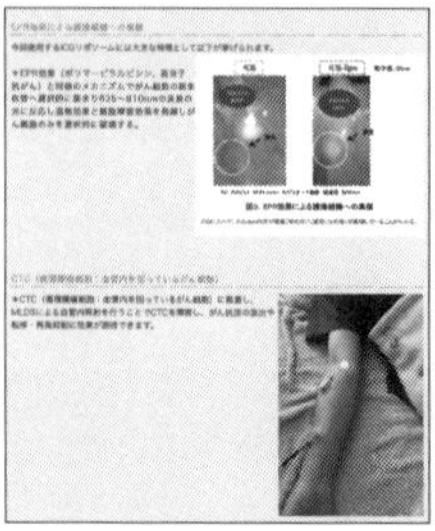

光がん免疫療法について（よろずクリニック）
http://yorozu-cl.com/lightcancer.html

クではレーザーデバイスを改良して内視鏡の要領で食道がん、胃がん、大腸がん、すい臓がんにも直接または間接的にレーザーをあてることができ、頭頸部がん以外のがんにも治療が可能です。副作用が少ないがん治療をご希望の方や、標準治療ができない方などは、検討されてみてもいいかもしれません。

なお、ICGリポソームを用いた光がん免疫療法は、メキシコのティファナにある「ホープ・フォー・キャンサー治療センター(HOPE 4 CANCER TREATMENT CENTER)」という世界でも有数のがん統合医療クリニックでも行われています。

《光がん免疫療法の対象となるがんの種類》

・大腸がん　・すい臓がん　・食道がん　・胃がん　・肝臓がん　・腎臓がん　・胆道がん　・膀胱がん　・前立腺がん　・甲状腺がん　・メラノーマ　・肺がん　・乳がん　・子宮体がん　・子宮頸がん　・卵巣がん　・口腔がん　・咽頭がん　など

※血液疾患などは対象外となります。詳しくはお問い合わせください。

光がん免疫療法の料金　**22万円～33万円(税込)／1回**

原則、6回1クールとし、治療効果判定を腫瘍マーカーや画像検査にて行います。

■光がん免疫療法による治療例①

【受診までの経緯】

患者さんは40歳の女性で、2018年2月ごろから下咽頭部のはれを感じて近隣の医師を受診しました。その段階では診断がつかず、2018年6月に紹介された大学病院を受診して下咽頭がんと診断。手術と放射線療法が有効とされたものの侵襲が大きいために、治療が難しいとされ、アメリカで代替医療を受けましたが改善が認められず、2019年1月に別の国立病院を受診しました。

その後、気管切開、化学療法、分子標的薬ニボルマブ(オプジーボ)の投与が行われ、一時的にがんが縮小しましたが、再燃しました。

2019年年11月25日からさらに他医療機関で血管内治療開始後、2020年1月に余命1か月と宣告され、当院を受診されました。

【治療】

①2020年1月25日の初診時に1回目の光がん免疫療法を実施。

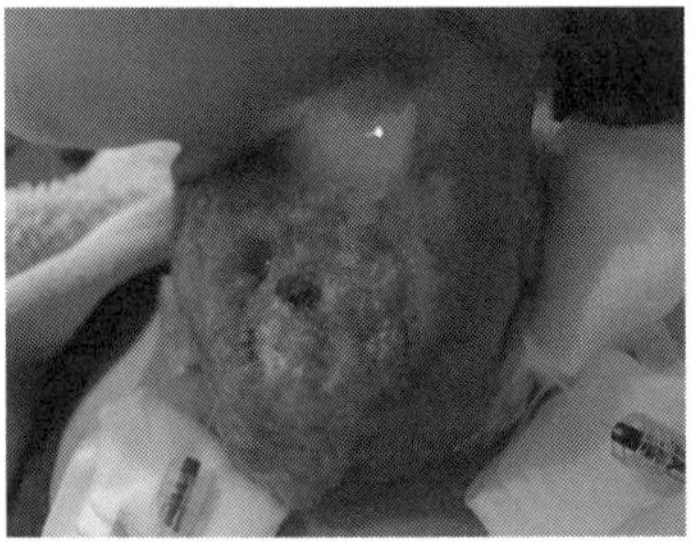

この段階では、がんがのどの外側に大きく出てしまっている状態でした。
この写真は最初の治療時のものです。

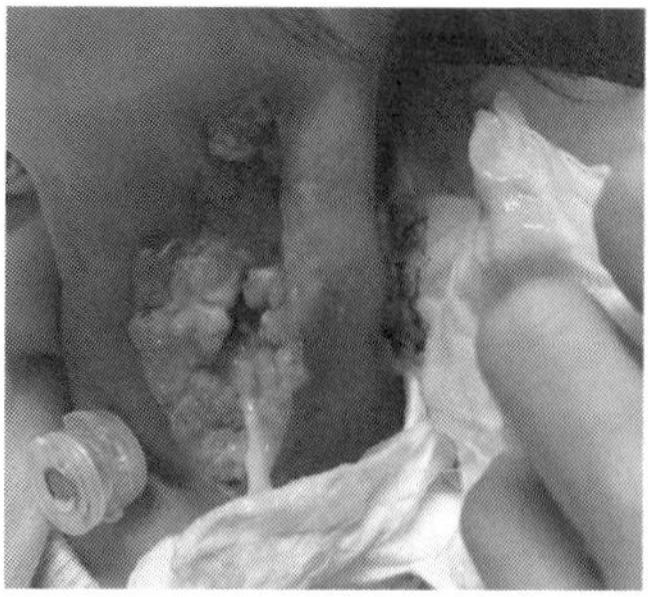

②２０２０年２月15日の状態。

外部から見えるがんの縮小が見られます。

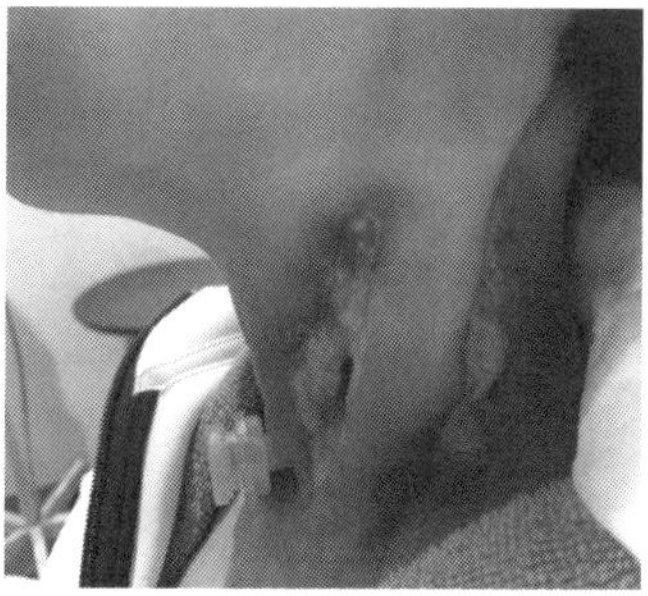

③２０２０年３月７日の状態。

がんがさらに縮小。

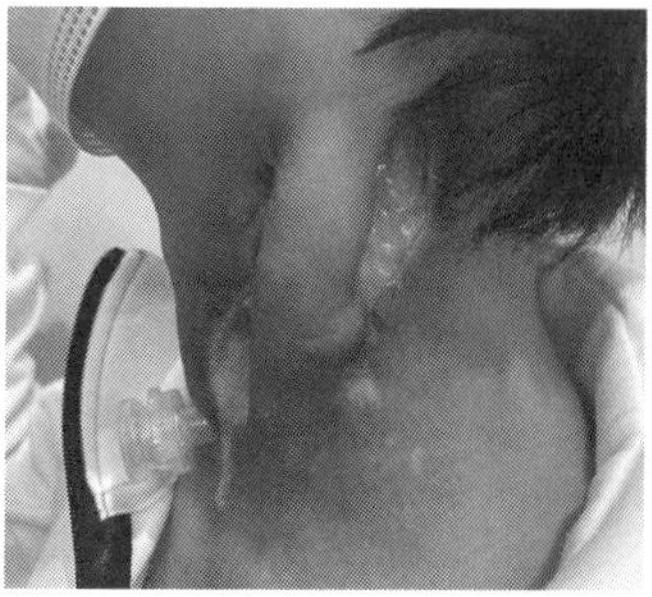

④２０２０年５月12日の状態。

引き続きさらにがんが縮小。

【その後の経過】

各種治療併用を行い、各所のがんが縮小し、２０２０年５月にほぼ腫瘍成分は消失し、全身状態も改善傾向にありましたが、残念ながら同年８月に気腫性大腸炎を発症し死亡されました。

■光がん免疫療法（放射線治療併用）による治療例②

【受診までの経緯】

60歳男性のケースです。２０１９年７月、胸部に違和感があるため検診を受けた際、上部内視鏡検査にて胸部中部食道がんが発見され、精査の結果、食道がんステージⅡと診断。

大学病院にて手術をすすめられましたが、保存的治療を希望して陽子線治療のセカンドオピニオンを受診されたところ、担当医は「同部位への陽子線治療はリスクが高い」と回答。その後当院を受診されました。

【治療】

①２０１９年10月18日。

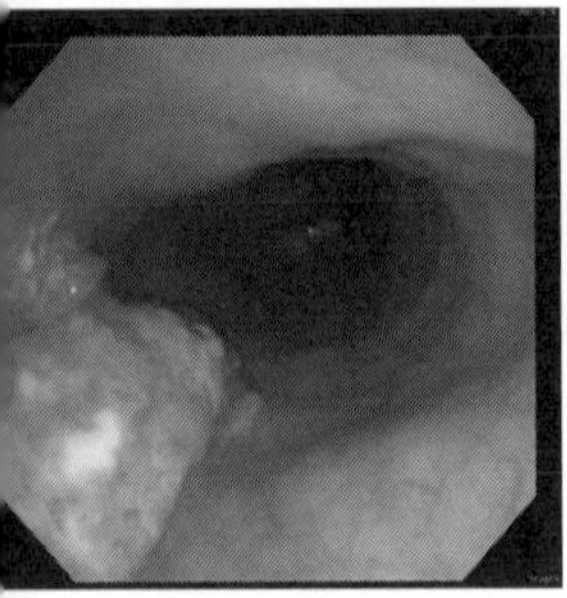

患部へP53ウイルスベクターの局所注射を行い、放射線治療（66Gy/33回）を併用。

②２０１９年11月29日。

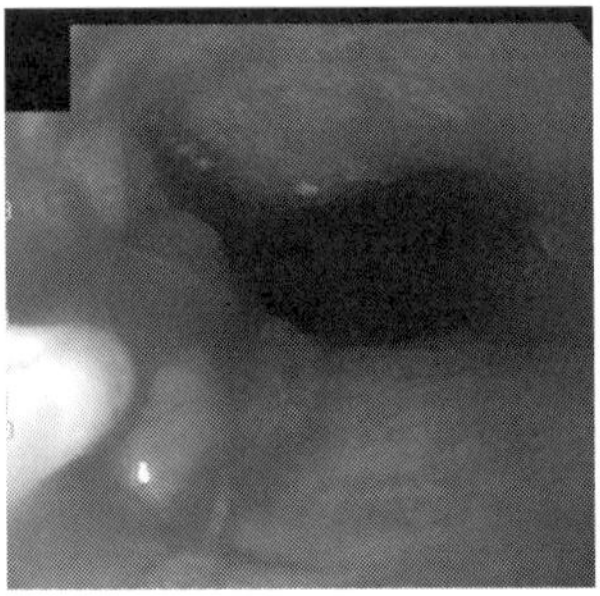

内視鏡でP53ウイルスベクターを注射。

③２０１９年12月～２０２０年２月まで計６回、光がん免疫療法を行いました。

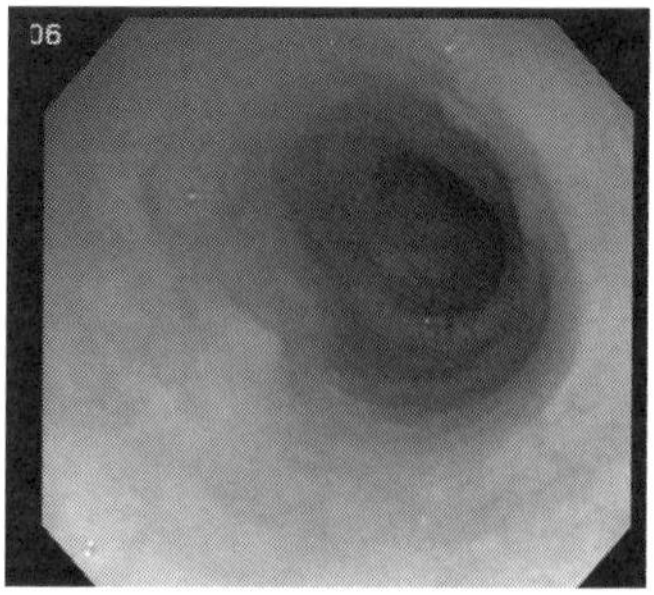

④2020年5月20日の状態。

ほぼがんが消失している。

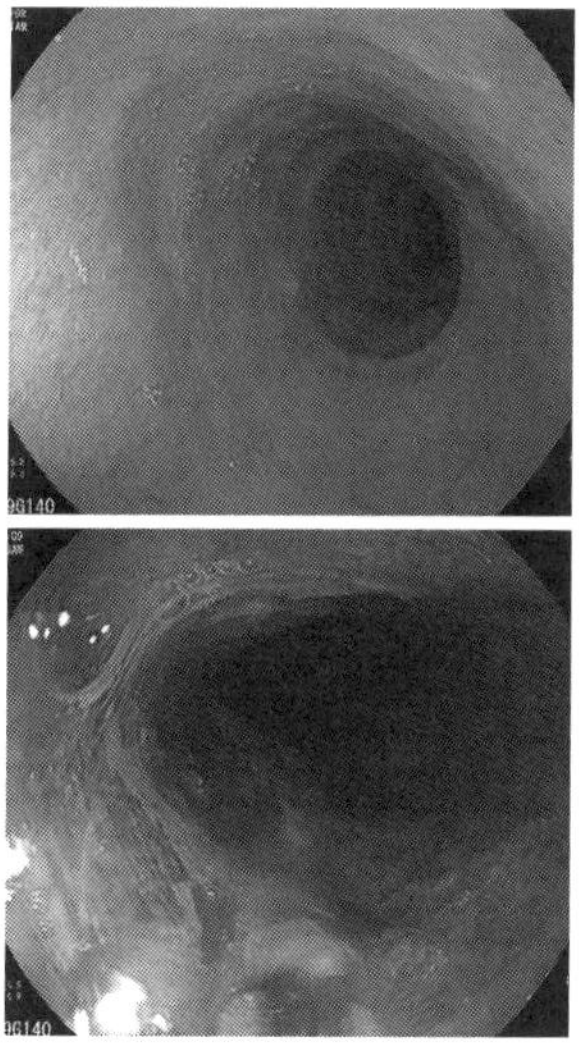

⑤2020年12月9日の状態。

治療後部位の組織染色も行いましたが、再発は認められませんでした。

【その後の経過】

2020年12月の病理検査では、左のように、がんは消失、他臓器への転移は認められませんでした。

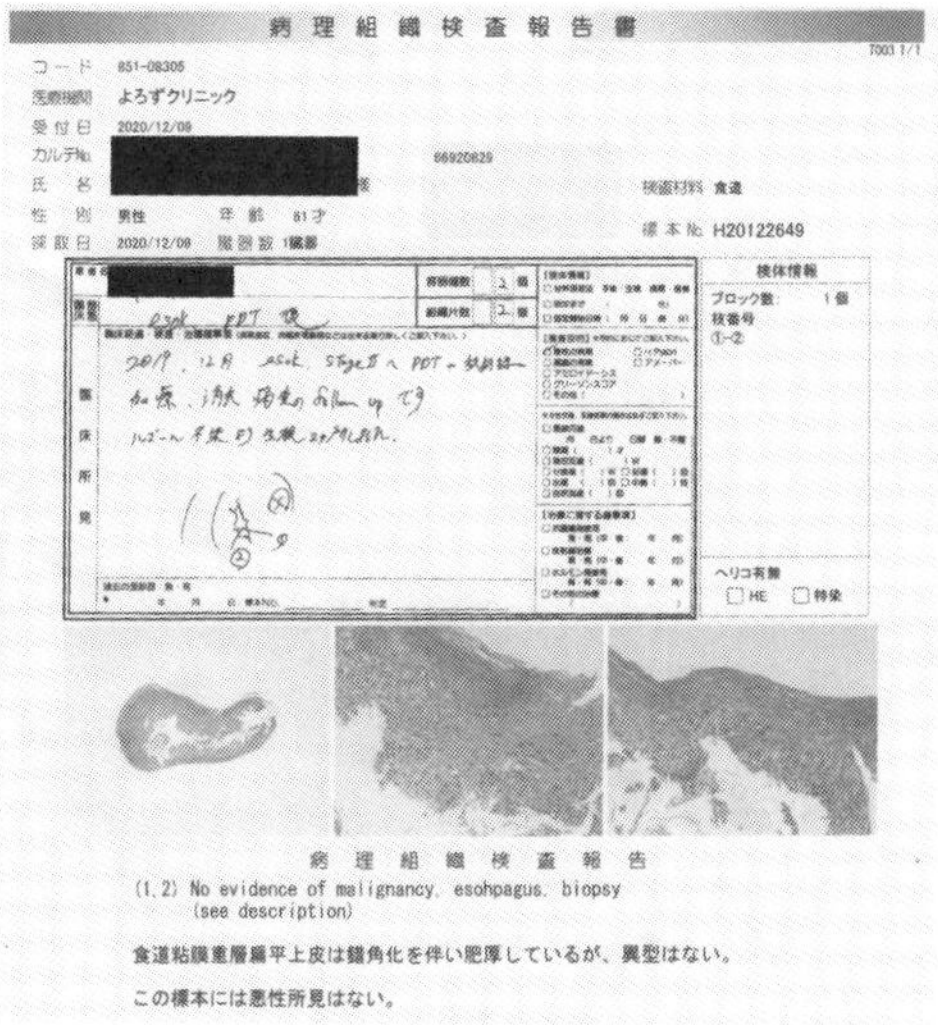

病理組織検査報告書

T003 1/1

コード 851-08305
医療機関 よろずクリニック
受付日 2020/12/08
カルテNo. [redacted] 86920829
氏名 [redacted] 様
性別 男性 年齢 81才
採取日 2020/12/08
検査材料 食道
標本No. H20122649

患者名 [redacted]

検体情報
ブロック数： 1個
枝番号
①-②

ヘリコ有無
□HE □特染

病理組織検査報告

(1,2) No evidence of malignancy, esohpagus, biopsy
(see description)

食道粘膜重層扁平上皮は錯角化を伴い肥厚しているが、異型はない。

この標本には悪性所見はない。

なおこの症例論文は、スイスに本部を置く世界最大の査読済み論文サイトMDPIの「Journal of Personalized Medicine」（2022年6月）に掲載されました。

▼免疫療法②自家がんワクチン療法

免疫サイクルへのアプローチ→がん抗原の提示

これまで紹介してきた放射線療法、薬物療法、光免疫療法は、免疫サイクルをまわすという観点においては、がん細胞を死滅させてがん抗原を放出させることを目的に行われます。がん免疫サイクル上でいえば、①のがん抗原の放出を人為的に引き起こすわけです。

ただ、がん細胞から抗原が放出されても、それを樹状細胞が認識できず、がん免疫サイクル②「がん抗原の提示」が起こらなければ、免疫サイクルはまわりません。そこで、樹状細胞に「これががん抗原です」と教えることを目的とした治療が、自家がんワクチン療法です。

自家がんワクチン療法は、手術で摘出されたがん組織からワクチンをつくって投与します。投与されたワクチンは樹状細胞に取り込まれ、樹状細胞はがん抗原を認識します。樹状細胞にがん抗原入りのワクチンを見せて（食べさせて）、「これと同じ抗原をもった細胞ががん細胞だよ、攻撃して退治すべき相手だよ」とトレーニングするわけです。

自家がんワクチンによってがん組織を取り込み、がん抗原を認識した樹状細胞は、T細胞にがん抗原を提示します。するとT細胞が活性化してがん組織へ向かい、T細胞によるがん細胞の攻撃・排除がはじまります。

実際には、自家がんワクチン療法は次のような流れで進みます。

《自家がんワクチン療法の流れ》

①検査

自家がんワクチン療法を受けられるかどうかを検査します。

②がん組織を研究機関に送る

手術などにより摘出したがん組織を、自家がんワクチン療法の研究機関・セルメディシンに送ります。セルメディシンは筑波大学発のベンチャー企業です。

③がん抗原からワクチンをつくる

セルメディシンは、がん組織と免疫刺激剤（アジュバント）とを混ぜ、患者さん本人のためだけのワクチンをつくります。免疫刺激剤は免疫を活性化させる薬剤で、免疫細胞の〝やる気スイッチ〟を押す係のようなものだと思ってください。

がん組織をセルメディシンに送ってから自家がんワクチンができるまでの期間は、1週間から2週間が目安です。

④投与

自家がんワクチンを注射で投与します。投与は、2週間おきに1回、計3回行います。1回目のワクチンは左の上腕の真ん中あたりに5か所、2回目は右腕に5か所、3回目は左腕に5か所打つという具合です。なお、ワクチンに使われるがん組織は、特殊加工して無毒化されているため、投与することで体内で転移・増殖する心配はありません。

自家がんワクチンは、だいたい2か月くらいで本格的な効果が出てくるといわれています。

《自家がんワクチン療法のメリット、デメリット》

ワクチンを用いたがんの治療法にはいくつかの種類がありますが、自家がんワクチンは、患者さん本人のがん組織を使って樹状細胞を教育できる、オーダーメイドの治療法です。

じつは、がんの目印であるがん抗原には多くの種類があり、同じがんであっても、人によって抗原が異なります。また、一つのがんのかたまりのなかでも、複数の抗原が存在しています。一般的ながんワクチンの場合、限られた種類のがん抗原しか含まれていないため、患者さんに必要ながん抗原が含まれていない可能性があります。

一般的ながんワクチンと、自家がんワクチンの違いは、既製服とオーダーメイドの違いに似ているかもしれません。既製服が体型に合う人もいるでしょうが、多くの人は、「着丈はいいけど、袖が長すぎる」「ウエストがきつい」など、何かしら合わない部分があるものです。同じように一般的ながんワクチンも、人によって抗原に過不足がある可能性が高く、期待できる効果にばらつきがあります。

一方、自家がんワクチンは患者さん本人のがん細胞を使うため、そのがんのかたまりに発現しているがん抗原は、余すことなくすべて含まれています。ゆえに、〝オーダーメイド〟というわけです。自家がんワクチン療法は、究極の個別化医療といえるでしょう。

一生ものの効果が期待できる点も、自家がんワクチンの大きなメリットです。自家がんワクチンによって樹状細胞ががんの抗原を一度覚えてしまえば、将来、再び同じ種類のがんが発現した場合、樹状細胞はすみやかにT細胞に抗原を提示します。つまり、同種のがんに対しての予防効果も期待できるのです。しかも、投与をやめてしまえば薬効が途絶える抗がん剤と違い、免疫は24時間365日働いています。自家がんワクチンによってがん免疫サイクルが正常にまわるようになれば、これほど心強いことはありません。

ただし、がん細胞が変異したり、種類の違うがんが発生する場合もあるので、再発を100％予防できるとはいえないことも、付け加えておきます。

自家がんワクチンは、費用対効果もすぐれています。

がんワクチンには、免疫細胞を取り出して培養し、がん抗原を覚えさせてから体内に戻すという方法もあります。これを〝培養型〟といい、培養型の免疫療法は1クール6回で180万～190万円ほどかかります。また、2～3クール行うこともあり、その場合、費用はさらにかかります。

自家がんワクチンは、1クールでおよそ165万円かかります。決して安い金額ではありませんが、がんが変異したり、違うがんが発生しない限りは、基本的には生涯有効といえます。そう考えると、コストパフォーマンスは決して悪くないといえるのではないでしょうか。

エビデンスレベルの高さも、自家がんワクチンの特徴です。とくに肝臓がんに関しては、エビデンスレベルが1、あるいは2の論文が発表されています。このほか、脳腫瘍、乳がん、肺がん、胃がん、すい臓がん、胆のうがん、大腸がんなどで、ワクチン単独、あるいはほかの治療法(放射線、低用量抗がん剤など)との併用で、転移巣の消失や腫瘍マーカーの減少等、有効性を示唆する症例が多数報告されています。臨床試験を行っている大学病院も多数あります。

では、デメリットについてはどうでしょうか。

どんな治療法にも、メリットがあればデメリットもあります。自家がんワクチン療法も例外ではありません。まず、自家がんワクチンは手術で摘出したがん組織を使います。そのため、手術の適応ではないがんは対象外となります。

また、自家がんワクチン療法は保険適用外です。先述のとおり、約165万円かかります。費用対効果で考えれば検討する価値は十分あると思いますが、決して安いとはいえません。

副作用のリスクもあります。とはいえ、3000例以上の自家がんワクチンの投与実績のうち、注射部位が赤くなってはれたり、一時的に発熱したりといった報告のほかは、問題になる重篤な副作用があったとの報告はありませんので、こちらはそれほど心配はないでしょう。

なお、自己免疫疾患をもっている疑いが濃厚な患者さんには、自家がんワクチンの投与はできません。強い免疫刺激作用により、自己免疫疾患を増悪させる可能性があるためです。

《自家がんワクチン療法の対象となるがんの種類》

自家がんワクチン療法は、基本的に、手術を行うすべてのがんが対象となります。なかでも、次のような方にとくにおすすめしています。

①転移のおそれがある方、または再発リスクが高いがんの方

がん組織を手術で切除できたものの、リンパ管浸潤や血管浸潤が指摘された方や、医師から転移、浸潤に気をつける必要があるといわれた方は、がん細胞が体内に残っている可能性があります。がん細胞は、体内に1個でも残っているといずれ増殖します。手術後に自家がんワクチン療法を行い、がん免疫サイクルがまわるようにしておければ、体内に残ったがん細胞はいずれ免疫によって撃退されます。

乳がんのように再発リスクが高いがん患者さんにも、自家がんワクチン療法は有効だと考えています。乳がんの組織から自家がんワクチンをつくって投与すれば、少なくとも、同じタイプの乳がんの再発リスクはかなり低くなります。

②抗がん剤治療を受けられない、または、受けたくない事情がある方

以前、30代の乳がん患者さんを診療したことがあります。患者さんの当時のステージはⅡで、がん組織は摘出ずみ、担当の医師からは術後療法として抗がん剤を飲むよういわれていました。ただ、その患者さんは妊娠を望んでおり、抗がん剤治療をためらっていらっしゃいました。そこで、抗がん剤治療以外に何か方法はないかと、来院されました。

事情を聞いて、私は自家がんワクチン療法を提案しました。患者さんは自家がんワクチン療法をそのときはじめて知ったようです。検討のすえ、患者さんは自家がんワクチン療法を受けました。

それから1年後、患者さんからうれしい報告がありました。「子どもを授かりました。再発もしていません」と知らせてくださったのです。その後も、お子さんの写真をときどき送ってくださいます。

自家がんワクチン開発者　大野忠夫先生（2018年11月　日本先制臨床医学会にて）

https://youtu.be/gvyQNPMX92w

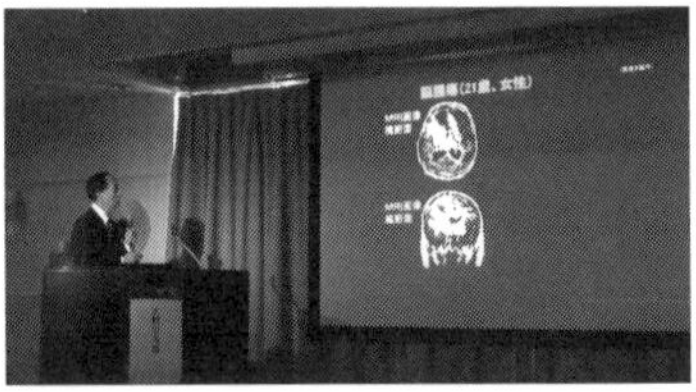

私は、抗がん剤治療を否定するつもりはありません。抗がん剤治療は、がん抗原を放出させるという点で、非常に費用対効果の高い治療法です。しかし、患者さんのなかには、前述の女性のように、抗がん剤治療を受けられない、または受けたくないという方もいらっしゃいます。そうした方にとって、自家がんワクチン療法は検討する価値があると考えています。

なお、自家がんワクチン療法は、手術後、できるだけ早いタイミングで行うことをおすすめしていますが、再発や転移がある方でも受けられます。

自家がんワクチン療法の料金

165万円(税込)/3回投与/原則1クールで終了。

さて、ここまで読んでくださった方のなかには、「手術で摘出したがん組織ってもらえるの？」と疑問に思った方もいるかもしれません。基本的にはもらえます。

医療機関には、手術で摘出した患者さんのがん組織を術後5年間は保管する義務があります。実際には、多くの病院が10年間は保管しているようです。ただ、患者さんから担当医に「自家がんワクチン療法を試したいので、がん組織をください」といっても、まずもらえないと思ったほうがいいでしょう。

確実なのは、自家がんワクチン療法を受ける医療機関の医師に、紹介状を書いてもらうことです。医師による紹介状があれば、多くの病院が組織を渡してくれるはずです。医師によっては自家がんワクチン療法にあまりいい印象をもっていない方もいるので、私の場合は、自家がんワクチン療法についてまとめた資料を作成し、紹介状と一緒にお送りしています。これまで150件ほど医療機関にがん組織の提供をお願いしていますが、今のところ100%応じてもらえています。

▼免疫療法③樹状細胞ワクチン療法

免疫サイクルへのアプローチ→がん抗原の提示

樹状細胞ワクチン療法も、自家がんワクチン療法と同様に、がん免疫サイクル②「がん抗原の提示」で起きているトラブルを取り除き、樹状細胞が抗原を提示できるようにする治療法です。樹状細胞ワクチン療法にはいくつかの種類がありますが、一般的なのは、樹状細胞のもと（単球）を血液から取り出して樹状細胞に育て上げ、「がんの目印」を認識させてから体内に戻すという治療法です。現在大阪大学・日本住友製薬などが膵臓がんに対する薬事承認を目指しており、ステージⅣすい臓がんの場合は、抗がん剤単独より生存期間が2倍（中央値）という効果が出ています。

樹状細胞の働きに着目し、樹状細胞ががん抗原を認識できるようにするという点で、自家がんワクチン療法（98ページ）と樹状細胞ワクチン療法は似ているといえます。ただ、樹状細胞へのアプローチの仕方はまったく異なります。

すでにお話ししたように、自家がんワクチン療法は、手術で摘出した患者さん本人のがん組織を用いてワクチンをつくり、注射で体内に戻します。樹状細胞はワクチンを取り込むことで、がん抗原を認識できるようになります。

一方、樹状細胞ワクチン療法では、患者さんの血液から樹状細胞のもとを取り出し、体外で培養します。自家がんワクチン療法のように、摘出したがん組織は必要ありませんが、樹状細胞のもとを培養する必要があります。樹状細胞が培養できたら、そこへ人工的につくられたがん抗原由来のペプチドを添加し、患者さんの体内に戻します。体内に戻る段階で、樹状細胞はすでにがん抗原を認識した状態になっています。これも、自家がんワクチン療法との違いです。

《樹状細胞ワクチン療法の流れ》

①検査

樹状細胞ワクチン療法を受けられるかどうか、血液検査をします。検査は2回行います。

②成分採血

樹状細胞のもとになる「単球」という細胞を取り出すために、成分採血を行います。成分採血の所要時間は3時間ほどです。単球を含む必要な成分を取り出したら、残りの成分は体内に戻します。

③ワクチンの作成

成分採血で取り出した単球を、厳重に管理されたクリーンルームで培養します。次に、培養した単球を樹状細胞に育て、人工抗原ペプチドを与えて、がんの目印を認識させます。成分採血からワクチンの完成まで、およそ3週間かかります。

④樹状細胞ワクチンの投与

樹状細胞ワクチンを注射により投与します。2〜3週間に1回、7〜10回が1クールとなります。

《樹状細胞ワクチン療法のメリット、デメリット》

樹状細胞ワクチン療法は、患者さん本人の免疫細胞を使っているので、重篤な副作用のリスクを低く抑えられます。加えて、抗がん剤治療のように、投与を中止したら効果が終わるということもありません。樹状細胞が覚えたがん抗原とは違う抗原をもつがんが発生しない限りは、転移や再発のおそれはかなり低くなります。これは大きなメリットではないでしょうか。

また、樹状細胞ワクチン療法では、摘出したがん組織は必要ありません。したがって、手術をしていないがん患者さんや、病状によって手術ができない患者さん、手術後5年以上が経過していて摘出したがん組織がすでに廃棄されてしまっている患者さんでも、受けることができます。

ただ、樹状細胞ワクチン療法は自家がんワクチン療法と同様に保険適用外です。さらに、費用は総額で200万〜300万円と、自家がんワクチン療法より割高になっています。これは、樹状細胞ワクチン療法では体外培養を行うための設備(クリーンルームなど)が必要で、その分、費用がかかってしまうためです。

そしてもう一点、一般的な樹状細胞ワクチン療法で使われる人工抗原は、がん抗原を人工的につくったものです。つまり、患者さんの体内にあるがん抗原と100%一致するとは限りません(自家がんワクチン療法のように、患者さん本人のがん組織を抗原として用いる方法もあります)。ほかにも、正常細胞を攻撃するリスクや、免疫寛容による攻撃制限が起こる可能性もあります。こちらについては、次の「ネオアンチゲンワクチン療法」で詳しく説明します。

《樹状細胞ワクチン療法の対象となるがんの種類》

・肺がん　・乳がん　・大腸がん　・胃がん　・脳腫瘍　・頭頸部がん　・甲状腺がん　・小

児がん　など

樹状細胞ワクチン療法の料金

２２０～３３０万円前後（税込）※他施設の例

▼免疫療法④ネオアンチゲン療法

免疫サイクルへのアプローチ→がん抗原の提示

「免疫療法③樹状細胞ワクチン療法」の項でお話ししたように、樹状細胞ワクチン療法は、樹状細胞に人工抗原を認識させ、その樹状細胞をがん患者さんに投与する治療法です。近年、この樹状細胞ワクチン療法をさらに進化させた治療法が登場しました。それが「ネオアンチゲン療法」で、正式には「ネオアンチゲン樹状細胞ワクチン療法」といいます。

くり返しになりますが、免疫細胞ががん細胞を攻撃する際、目印とするのが「がん抗原」です。がん抗原は、次の2種類に大別できます。

《がん抗原の種類》

○共通抗原

がん細胞の多くがもっている抗原です。ただし、正常細胞もわずかではありますが同じ抗原をもっています。がん細胞と正常細胞に共通する抗原のため「共通抗原」と呼ばれます。

○ネオアンチゲン（新生抗原）

がん細胞だけがもっていて、正常細胞はもっていない抗原です。

従来の樹状細胞ワクチン療法で用いられる抗原は、「共通抗原」の一部です。そのため、ワクチンによって投与された樹状細胞が正常細胞をがんと認識してしまい、正常細胞がT細胞によって攻撃されるリスクがゼロではありません。

反対に、免疫寛容により攻撃が制限される可能性もあります。免疫寛容とは、免疫が正常細胞を攻撃しない仕組みのことです。抗原が一部の正常細胞と同じであるがために、T細胞ががん細胞への攻撃をセーブしてしまうのです。

一方、ネオアンチゲンを用いたネオアンチゲン療法は、共通抗原を用いた治療法よりも正常細胞を攻撃する可能性が低く、安全性が高いと考えられます。同時に、免疫寛容による攻撃力の低下も防げます。加えて、がん組織を用いて遺伝子解析を行い、それをもとにしてネオアンチゲンをオーダーメイドで特定するため、一人一人の患者さんに対して高い効果が期待できるのです。

ネオアンチゲン療法は、次のような流れで行われます。

《ネオアンチゲン療法の流れ》

①がん組織を研究機関に送る

生検や手術で得られたがん組織を研究機関に送ります。

②ネオアンチゲンの特定

正常細胞とがん細胞の遺伝子を解析して、利用できるネオアンチゲンを特定します。

③ネオアンチゲンの合成

②で特定したネオアンチゲン由来のペプチドを合成します。

④成分採血・樹状細胞の培養

血液を採取して樹状細胞のもとを取り出し、樹状細胞を培養します。

⑤ワクチンの作成

培養して成熟・活性化させた樹状細胞にネオアンチゲン由来のペプチドを与え、抗原を認識させます。

⑥ワクチンの投与

注射によりワクチンを投与します。投与回数は6～12回です(個人によって異なります)。

《ネオアンチゲン療法のメリット、デメリット》

ネオアンチゲン療法のメリットは、まず、患者さん本人の免疫細胞を活用する治療法のため、重篤な副作用のリスクを低く抑えられる点が挙げられます。加えて、従来の樹状細胞ワクチン療法よりも正常細胞を攻撃するリスクが少ない、がん細胞への攻撃が制限される心配が低い、といった点も大きなメリットです。

ただ、ネオアンチゲン療法ではがん組織が必要となります。そのため、がん組織が入手できない場合はワクチンを作成できません。

また、樹状細胞ワクチン療法よりも高額です。これは、ネオアンチゲン特定のために遺伝子解析が必要となるためです。費用については、個別に治療回数などが異なるため、各施設に問い合わせてください。

《ネオアンチゲン療法の対象となるがんの種類》

ご自身のがん組織が入手でき、遺伝子の変異抗原検査の実施が可能である方となります。

▼免疫療法⑤6種複合免疫療法

免疫サイクルへのアプローチ→T細胞の遊走

自家がんワクチン療法、樹状細胞ワクチン療法、ネオアンチゲン療法は、免疫細胞のうち、樹状細胞に働きかける治療法です。免疫療法にはほかにも、NK細胞療法、BAK療法のように、樹状細胞を含む免疫細胞に広く働きかけ、免疫機能そのものの底上げをめざす方法もあります。私のクリニックで行っている「6種複合免疫療法」もその一つです。

すでにお話ししたように、がんの免疫サイクルにおいては樹状細胞とT細胞がとくに重要な役割を果たしていますが、ほかにもさまざまな免疫細胞があり、それぞれが連携しながら機能しています。そこで免疫細胞同士のつながりを考え、免疫力を高めるためにとくに重要な6種類の細胞を同時に活性化させることを目的としたのが、6種複合免疫療法です。具体的には、患者さんの血液から免疫細胞を取り出して培養し、活性化させてから体内に戻します。

なお、6種類の免疫細胞とは、①キラーT細胞、②NK細胞、③NKT細胞、④γδT細胞、⑤樹状細胞、⑥ヘルパーT細胞のことです。それぞれの細胞には左の表のような特徴があります。

キラーT細胞	T細胞の一種です。樹状細胞の命令を受けてがん細胞を攻撃します。
NK細胞	がん化した細胞を殺す働きがあります。
NKT細胞	NK細胞とT細胞の両方の特徴をもった免疫細胞です。
γδT細胞	こちらもT細胞の一種です。がんに対して強い作用をもち、抗原を隠しているがん細胞も排除できます。
樹状細胞	体内に発生したがん細胞をいち早く見つけて、T細胞を中心とした免疫細胞に知らせ、攻撃命令を出します。
ヘルパーT細胞	T細胞の一種です。樹状細胞の抗原提示に応答して、ほかの免疫細胞の働きを調整します。

6種複合免疫療法は次のような流れで行われます。

《6種複合免疫療法の治療の流れ》

①採血

初回に約60ccの血液を患者さんから採血します。

②培養

患者さんから採血した血液から免疫細胞を分離し、3週間かけて培養し、最終的に20億～50億個に増やします。同時に活性化させます。

③採血・点滴

次回の分の点滴のために、まずは、約30ccの血液を採血します。採血した血液は②の培養を行います。採血のあと、②で培養した免疫細胞を点滴して体内に戻します。1回の点滴時間は20～30分ほどです。

採血・点滴は、およそ3週間ごとに計6回行い、これを1クールとします。1クールの治療期間は約3～4か月です。

《6種複合免疫療法のメリット、デメリット》

6種複合免疫療法は、6種類の細胞を同時に培養、活性化させて数を増やし、がん細胞への攻撃力を強化します。製造元である株式会社同仁がん免疫研究所が、同研究所にて1クール6回の治療を受けたがん患者さん235名※を調査したところ、183名（78％）が治療有効（完全・部分寛解39％＋長期不変39％）と評価されました。

※1クール終了後にCT、MRI、PET-CTなどでがん病変の測定が可能、かつ治療前後で追跡調査が可能だった患者さんが対象。

また、6種複合免疫療法に含まれるNKT細胞は、抗がん剤や

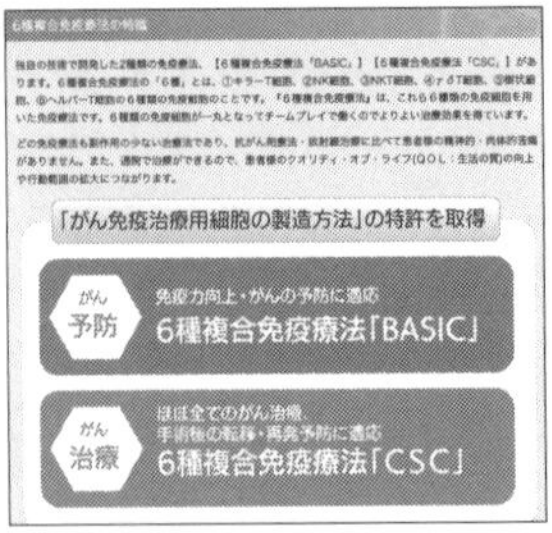

6種複合免疫療法（よろずクリニック）
http://yorozu-cl.com/ganmeneki.html

放射線に対して抵抗力が強いという特徴があります。抗がん剤治療や放射線療法を行う場合は、6種複合免疫療法を併用することで、免疫力の低下を抑えられます。再発・転移の予防にも効果的です。

ほかの免疫療法同様、副作用が少ないのも魅力です。一過性の軽度の発熱（37〜38℃）が見られることがありますが、抗がん剤治療や放射線療法に比べると、患者さんの精神的・肉体的苦痛はほぼありません。加えて、通院で治療ができるため、患者さんの生活の質（QOL）の向上につながります。

デメリットとしては、免疫チェックポイント阻害薬（118ページ）との併用は、重篤な副作用を起こす可能性があるため、実施には慎重な検討が必要です。また、保険適用ではありませんので、標準治療に比べて費用がかかります。

《6種複合免疫療法の対象となるがんの種類》

一部の白血病、一部の悪性リンパ腫を除く、ほぼすべてのがん

6種複合免疫療法の費用

初期培養費（1クールごと初回のみ）　1万6500円（税込）
治療1回につき　32万4500円（税込）
6回投与（1クール）　165万～194万7000円（税込）
※そのほか、初診料や検査費がかかります。

▼免疫療法⑥免疫チェックポイント阻害療法

免疫サイクルへのアプローチ→T細胞ががん細胞を認識／がん細胞を攻撃、排除する（PD-1、PDL-1阻害薬）・T細胞活性化（CTLA-4阻害薬）

免疫チェックポイント阻害療法は、免疫サイクル上の⑦「がん細胞を攻撃、排除する」で起きているトラブルを解決し、T細胞ががん細胞を攻撃・排除できるようにする治療法で、がん細胞による妨害工作を阻害する薬「免疫チェックポイント阻害薬」が用いられます。

ここで簡単に、がん細胞が免疫に対して妨害工作を行う仕組みについて見ていきましょう。

図12：免疫チェックポイント阻害薬の仕組み

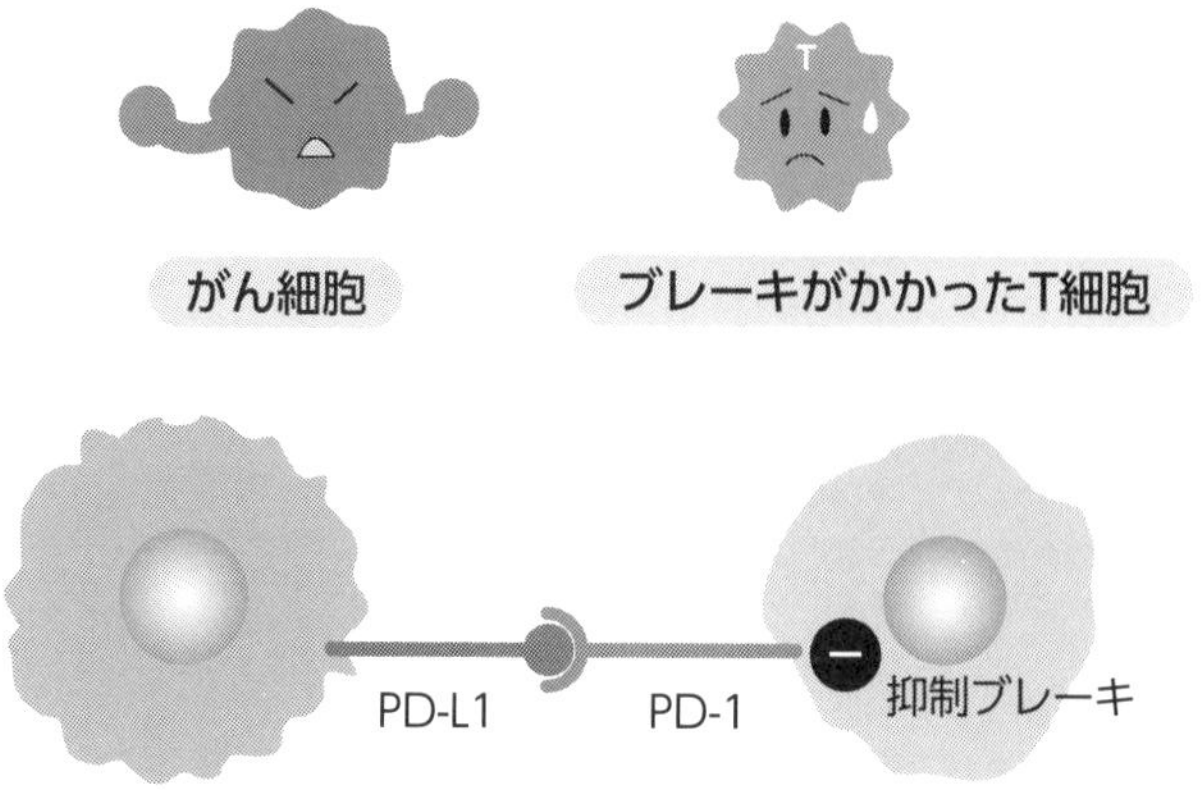

図12を見てください。左ががん細胞、右がT細胞です。がん細胞からT細胞に向かって伸びているアンテナのようなものがあります。これは、PD-L1と呼ばれるたんぱく質です。

T細胞からもアンテナが伸びています。これはPD-1と呼ばれるたんぱく質で、PD-L1の受け皿（受容体）です。がん細胞が伸ばしたPD-L1がT細胞のPD-1と結合すると、T細胞にブレーキ（抑制）がかかり、がん細胞を攻撃できなくなります。がん細胞が差し出した賄賂を受け取ってしまったがために、弱みを握られたT細胞ががん細胞を攻撃できなくなる——。そんなイメージです。このように、がん細胞の妨害工作によりT細胞にブレーキがかかる仕組みを「免疫チェックポイント」といいます。

T細胞にブレーキをかけるがん細胞のアンテナ

はほかに、ＣＴＬＡ‐４などがあります。

免疫チェックポイント阻害薬は、その名のとおり、がん細胞やＴ細胞のアンテナに作用して、免疫チェックポイントの仕組みを邪魔する薬です。免疫チェックポイント阻害薬でよく知られているのは、２０１４年に世界初の免疫治療薬として承認された「オプジーボ」（ニボルマブ）でしょう。オプジーボは、Ｔ細胞側のアンテナであるＰＤ‐１にふたをしてＰＤ‐Ｌ１との結合を阻止し、Ｔ細胞にかかっていたブレーキをはずす薬です。

免疫チェックポイント阻害薬により、免疫チェックポイントが機能しなくなってブレーキが解除されると、働きが弱くなっていたＴ細胞が再び活性化してがん細胞を攻撃。がん細胞の増殖を食い止められるようになります。

なお、ＰＤ‐１を発見した京都大学の本庶佑《ほんじょたすく》先生は、免疫チェックポイント阻害薬という新しいタイプのがん薬物療法の開発に貢献した点が評価され、２０１８年にノーベル医学・生理学賞を受賞されました。

免疫の働きを治療に活かす「がん免疫療法」という考え方は１９７０年代からあり、世界じゅうで臨床試験が行われてきました。しかし、有効性がなかなか確認されず、標準治療に組み込まれることはありませんでした。免疫チェックポイント阻害薬は、標準治療にはじめて用いられた免疫療法なのです。

《免疫チェックポイント阻害療法のメリット、デメリット》

抗がん剤は、がん細胞を直接攻撃します。一方、免疫チェックポイント阻害薬は、T細胞にかかっているブレーキを解除することで、T細胞ががん細胞を攻撃できるようにする薬です。したがって、抗がん剤が効かない、あるいは、副作用が強くて抗がん剤の投与がこれ以上は難しいと判断された患者さんでも、免疫チェックポイント阻害薬による治療を受けられる可能性があります。加えて、免疫そのものを活性化させるので、投与を終えれば効果が切れる抗がん剤などに比べて、治療効果が持続する傾向がある点もメリットといえるでしょう。

また、オプジーボ、キイトルーダ（ペムブロリズマブ）は保険適用となっています。この二つの薬剤の対象となるがんを患っている方は、1〜3割の自己負担で治療が受けられます。

一方で、デメリットもあります。T細胞にかかっているブレーキをはずすことで、免疫機能が過剰に働きすぎて、さまざまな副作用が現れることがあるのです。重篤な場合は、アナフィラキシー性ショック、皮膚障害、心筋炎、間質性肺疾患、肝機能障害、腎機能障害、甲状腺機能障害などが起こることがあります。

《免疫チェックポイント阻害療法が対象となるがんの種類》

・肺がん　・悪性黒色腫（皮膚がん）　・腎臓がん　・悪性リンパ腫　・頭頸部がん　・胃が

ん
・悪性胸膜中皮腫　など

免疫チェックポイント阻害薬の療法の費用　オプジーボ（ニボルバム）の場合、薬価は年額約1000万円（1回240mg、通常週2回点滴／月額約83万円）
※保険適用のため自己負担額は1～3割、高額医療費制度を利用すると、負担の上限額は70歳未満の場合、収入に応じて3万5400円～（治療4か月目からは2万4600円～）となります。

▼次世代のがん治療　遺伝子療法

免疫サイクルへのアプローチ
→がん抗原の放出（放射線・抗がん剤をサポート）

手術、放射線療法、薬物療法は「三大がん治療」、免疫療法はがんの「第四の治療法」といわれます。これらに加えて、近年、「次世代のがん治療」として世界的に期待されている治療法が「遺伝子治療」です。

すでにお話ししたように、私たちのからだには、異常が起きた細胞の増殖をストップさせたり、壊れた細胞の機能を修復したり、細胞を自死（アポトーシス）させたりする機能がそなわっています。こうした機能は細胞のなかの遺伝子にプログラムされていて、細胞のがん化を抑制

P53遺伝子	がんを防ぐためにさまざまな遺伝子に命令を出す司令塔で、「ゲノムの守護者」とも呼ばれます。
P16遺伝子	細胞の老化を引き起こしてがん化を防いだり、がん細胞の増殖を遅らせたりします。
PTEN	がん細胞に自死（アポトーシス）を促します。
TRAIL	周囲の正常組織に影響を与えることなく、がん細胞を選択的に攻撃します。
cdc6shRNA	がん細胞の増殖を抑えたり、自死を誘導したりします。

するようプログラムされた遺伝子を「がん抑制遺伝子」といいます。

　がん抑制遺伝子には上の表のようなものがあります。

　がん抑制遺伝子がきちんと機能していれば、細胞のがん化は食い止められます。ところが、そのがん抑制遺伝子が変異を起こすことがあります。すると、がん細胞が無制限に増殖し、がんの発症へとつながります。実際、がん患者さんの遺伝子を検査すると、多くの場合、がん抑制遺伝子の変異が確認されます。

　このように変異してしまったがん抑制遺伝子を修復して、がん細胞を抑え込むことを目的とした治療法が遺伝子治療です。

　遺伝子治療は、一般的に次のような流れで

行われます。

《遺伝子治療の流れ》

①変異が起きている遺伝子の選別

患者さんのがんの種類を調べ、統計学的な手法により、変異が起きている遺伝子を選別します。

②がん抑制遺伝子の投与

①で選別したがん抑制遺伝子を点滴によって体内に投与します。点滴は60分ほどで終了します。投与は、基本的に1クール6回行います。

私のクリニックで投与が可能ながん抑制遺伝子は、前ページの表のP53、P16、PTEN、TRAIL、cdc6shRNAの5種類です。なお、がん細胞に正常ながん抑制遺伝子を取り込ませるために利用する運び屋を「ベクター」といいます。ベクターにはいろいろな種類がありますが、当院ではレンチウイルスを用いています。レンチウイルスは安全性の高いベクターです。

《遺伝子治療のメリット、デメリット》

遺伝子治療は、遺伝子を修復する治療法のため、がんの種類を問わず投与が可能です。手術、抗がん剤、放射線療法が適応ではない状態の患者さんや、転移がん、再発がんの患者さんにも受けていただけます。さらに、抗がん剤や放射線療法と併用することで、より高い効果を期待できます。がんの再発予防効果も期待できます。

また、遺伝子治療は、もともと細胞内に存在する遺伝子を投与する治療法です。したがって副作用が少ないのもメリットです。患者さんのなかには、発熱、嘔吐、じんましんなどの副作用を起こす方もいますが、ほとんどは軽度の症状で一過性です。体力のない高齢者の方や、小児への治療も可能です。

デメリットとしては、保険適用外のため、標準治療に比べて費用がかかることが挙げられます。投与1本あたりの費用は11万円～で、がん抑制遺伝子を2種類投与する場合は、2本分の費用が必要です。また、基本は6回1クールとなっています。

加えて、遺伝子治療は遺伝子に働きかけてがん細胞を死滅させていく治療法のため、手術のような即効性はなく、治療には時間を要します。

《遺伝子治療の対象となるがんの種類》

・胃がん　・大腸がん　・肺がん　・乳がん　・すい臓がん　・腎臓がん　・前立腺がん　・

子宮頸がん　など

遺伝子治療の費用　投与1本（がん抑制遺伝子1種類）あたり11万円〜14万3000円（税込）別途、送料3300円が必要です。基本は6回1クールですが病状などによって費用が異なります。

遺伝子治療は、一般の方には「どんな治療なのか」がなかなか理解しにくいと思いますが、わかりやすい書籍も出ています。たとえば『図解・最先端医療　がん遺伝子治療のことがわかる本』（石田幸弘・遺伝子治療研究会／あさ出版）などは参考になると思います。ちなみにこの本には当院での症例についても紹介されています。

そのほかのがんサポート療法

ここまで、手術、放射線療法、薬物療法の三大がん治療に加えて、免疫療法、さらに遺伝子治療を紹介してきました。これからご紹介するのは、私のクリニックで「がんサポート治療」としてご提供しているものです。三大がん治療や免疫療法、遺伝子治療の効果の向上や、副作用の軽減を目的に、患者さんの状況や予算などに合わせてご提案しています。なお、どれも標準治療ではないため、費用は全額自己負担となります。料金を明記しておきますので、検討する際の参考にしてください。

▼サポート療法①しいたけ菌糸体サプリメント療法

免疫サイクルへのアプローチ→がん抗原の提示／T細胞の活性化

がん治療において最後に頼れるのは、患者さん本人の免疫機能です。私のクリニックではその免疫を最大限活かすための手段として、しいたけ菌糸体成分の医療用サプリメントを扱っています。しいたけ菌糸体とは、しいたけの根のようなものです。私たちがふだん食べているカサの部分は「子実体」といいます。

免疫チェックポイント阻害療法の項（118ページ）でお話ししたように、がん細胞の妨害工作によりT細胞にブレーキがかかる仕組みを「免疫チェックポイント」といいます。免疫チェックポイント阻害薬は、その名のとおり、免疫チェックポイントを阻害する薬ですが、じつは、しいたけ菌糸体から抽出した成分にも、免疫チェックポイント阻害薬に似た作用があります。

一方で、しいたけ菌糸体サプリメントの作用は免疫チェックポイント阻害薬ほど強力ではないので、免疫チェックポイント阻害薬のように免疫が暴走を起こすリスクはほとんどありません。したがって、免疫チェックポイント阻害薬の対象ではない患者さんには、免疫サイクルをまわす一つの手段として、このサプリメントをおすすめしています。

加えて、しいたけ菌糸体サプリメントには、生活の質（ＱＯＬ）の向上、免疫機能の低下の抑制を示唆する論文もあります。

しいたけ菌糸体サプリの費用

月額１万６５００円前後（税込）

医療用のしいたけ菌糸体サプリ以外にも、機能性補助食品としてβグルカンなどのサプリも市販されています。こちらも、市販サプリだからといって侮ることはできません（がん治療として使う場合は月額で３万５０００～４万円かかります）。

▼サポート療法②ＡＨＣＣ（担子菌培養抽出物）療法

免疫サイクルへのアプローチ

↓がん抗原の提示／Ｔ細胞の活性化

また、健康食品として多く利用されているＡＨＣＣ（担子菌培養抽出物）と呼ばれる成分もがん治療への有効性が確認されています。健康食品としては、アガリスク、マイタケなどで知られるもので、βグルカンなどを含んでいます。

関西医科大学の上山泰男名誉教授の研究によると、ＡＨＣＣを食前摂取したがん患者さん（肝細胞がん２１９例、すい臓がん１１４例、大腸・直腸がん84例、胃がん71例、乳がん64例、肺がん47例、胆のうがん39例など）の観察を行ったところ、ＡＨＣＣを摂取した場合、無再発生存率、術後の生存率が有意に高かったことが報告されています。

術後の追跡調査でも、ＡＨＣＣを飲用した場合はステージⅣの患者さんの生存率が乳がん（19例）は９年後に約60％で平均の20％を大きく上まわり、大腸がんの場合も一般他施設と比較し、予後が良好である傾向が認められました。これはＡＨＣＣが樹状細胞を活性化し、がん周囲のリンパ節で制御系Ｔ細胞（Ｔ細胞の一種。免疫のブレーキ役）の発現を抑制したことによると考えられます。

上山名誉教授は「進行がん、切除不能がん、再発がん症例で、

AHCCに見るエビデンスのレベルについて（上山泰男名誉教授）

https://gansupport.jp/article/treatment/alternative/supplement/3877.html

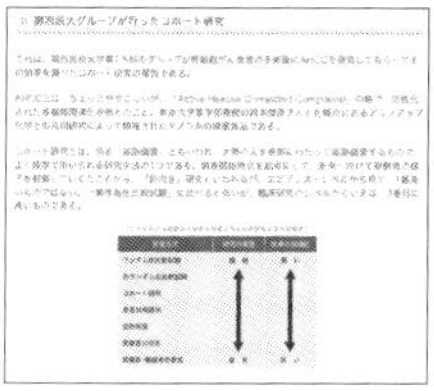

※全文を読むには「がんサポート」サイトへの登録が必要（無料）

西洋医学による予後を改善する具体的な治療手段がない場合、臨床医はこれらの患者が自分に合った民間療法を探し出す過程に積極的に参加し、専門家として指導、援助を行うべきである」と指摘しています。

AHCCの費用　月額4万4000円前後(税込)

▼サポート療法③水素ガス吸入療法

免疫サイクルへのアプローチ→T細胞ががん細胞を認識／攻撃、排除する

私のクリニックでは、水素ガス吸入療法も行っています。水素と聞くと、一時期流行した水素水のイメージが強く、なんとなくうさんくさいイメージをおもちの方もいるかもしれません。

たしかに、一時期流行した水素水のなかには、「水素水」と謳っているだけで水素が本当に溶け込んでいるのかあやしい製品もありました。そもそも、水素は分子量が宇宙一小さい元素です。ペットボトルのような容器では、いくら密閉しても外にもれ出てしまいます。開封して飲むときには、水素が抜けたただの水――。そんな製品も少なくありませんでした(ちなみに、水素水の容器には気密性が高いアルミパウチが適しています)。しかし、水素自体の研究は医

学界でも盛んに行われており、その効果に注目が集まっています。

私たちのからだを構成する細胞のなかには、ミトコンドリアという小さな器官があります。ミトコンドリアは酸素を使って成長や生存のために必要なエネルギーをつくっています。

ミトコンドリアは、エネルギーを生成した際にヒドロキシラジカルという悪玉活性酸素を発生します。老化したミトコンドリアは活性酸素の産生量が非常に多く、悪玉活性酸素が増えすぎると、正常な細胞や遺伝子も攻撃（酸化）してしまいます。じつは悪玉活性酸素は、がん、糖尿病、アルツハイマー、動脈硬化といった多くの疾患の原因といわれているのです。

水素には、この悪玉活性酸素を除去する作用があります。さらに水素には、

・分子が小さいため、体内のどこにでも拡散して作用を発揮できる
・生命活動や免疫機能に必要な善玉活性酸素へは作用しない

というメリットがあります。

では、水素は、がん治療においてはどのように役立つのでしょうか。水素には次のような効果が期待できると私は考えています。

①抗がん剤の副作用を軽減

標準治療でよく用いられる抗がん剤に「シスプラチン」があります。シスプラチンはがん細

胞の増殖を抑える薬ですが、副作用として腎臓への悪影響があります。このシスプラチンの副作用を抑制する効果が、水素にはあるようです。実際、シスプラチンを投与したマウスを10日間、1%水素ガス下で飼育、または水素水を投与したところ、腎機能の異常で生存率が低下するのを抑制できたという研究報告があります。加えて、水素はシスプラチンの抗がん作用をさまたげませんでした。

シスプラチン以外の抗がん剤に関しての研究はまだありませんが、おそらく、ほかの抗がん剤の副作用も軽減する効果があると考えています。

②放射線療法の副作用を軽減

放射線が体内の水分子にあたると悪玉活性酸素が発生し、副作用を引き起こすことがあります。水素には、このような放射線療法による副作用を軽減する効果もあると考えています。事実、肝臓がんで放射線療法を受けているがん患者さんを対象に行われた調査では、水素水を6週間摂取した患者さんは、水素水を飲んでいない患者さんに比べて血液中の抗酸化能(活性酸素を消去する能力)が維持されているという結果が出ました。また、

活性酸素と水素吸入療法(よろずクリニック)

http://yorozu-cl.com/hydrogen.html

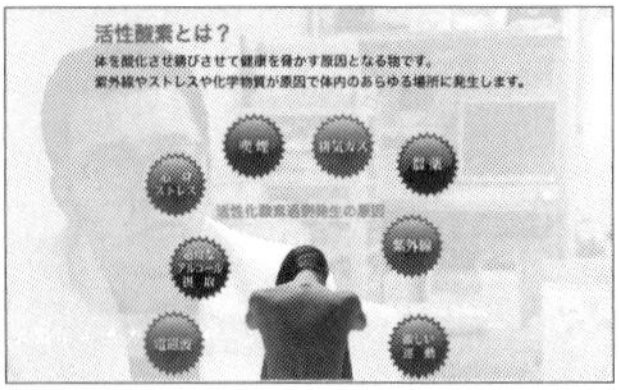
活性酸素とは?
体を酸化させ錆びさせて健康を脅かす原因となる物です。
紫外線やストレスや化学物質が原因で体内のあらゆる場所に発生します。

生活の質（ＱＯＬ）のスコアも改善されていました。

③がん細胞の増殖や転移を抑える

こちらはあくまでも仮説の段階ですが、水素には、がん細胞の増殖を抑制する効果もあるのではないかと考えています。

細胞内にはＮＦ-κＢというたんぱく質の一種が存在しています。ＮＦ-κＢは免疫機能にも関係しており、ＮＦ-κＢの活性が高まるとがん細胞は死ににくくなり、加えて抗がん剤への抵抗力をもつようになります。結果として、増殖や転移が起こりやすくなるのです。また、ＮＦ-κＢが活性化すると、がん細胞の新生血管の形成に関わるたんぱく質が増えることもわかっています。

そして、悪玉活性酸素にはこのＮＦ-κＢを活性化する働きがあります。

つまり、水素によって悪玉活性酸素を消去できれば、ＮＦ-κＢの抑制につながり、ひいては、がん細胞の増殖や転移を抑えられる可能性があるのです。

また水素ガスの非常に大きな特徴としてあげられるのが、Ｔ細胞の活性化です。

これは水素ガス吸入療法の第一人者・赤木純児先生の研究でわかってきました。

Ｔ細胞は免疫システムの攻撃の要ですが、Ｔ細胞の表面にあるＰＤ-１というたんぱく質ががん細胞のＰＤ-Ｌ１と結合すると、Ｔ細胞にブレーキ（抑制）がかかります。その結果、がんの増殖が進んでしまうと考えられています。
オプジーボなどの免疫チェックポイント阻害薬は、このPD-1とPD-L1を結合させないようにして、免疫力を上げ、がん組織を叩こうとするものであることはご説明しましたが、この水素ガス吸入療法は、T細胞のPD-1を減少させることによって、がん細胞に対抗する活性を取り戻すことが目的です。免疫チェックポイント阻害薬との併用によって、その効果を上げることも大いに期待できます。

水素のがん治療への応用はいまだ研究途上であり、ほかの治療法同様に１００％の効果を約束するものではありません。しかし、今後研究が進めば、水素はがん治療における一つの光明となるのではないかと感じています。

とはいえ、市販の水素水を飲む程度では、がん治療における効果はまず期待できません。水素の取り込み方法には、水素ガスの吸入、点滴による血管内投与、水素水の飲用、水素サプリメントの摂取などがあります。そのなかで私が推奨しているのは、水素ガスの吸入です。水素ガス、つまり気体であれば、食事が困難で水を飲むのもつらいような状態の患者さんでも使用

国際水素医科学研究会

https://ih2msa.com/

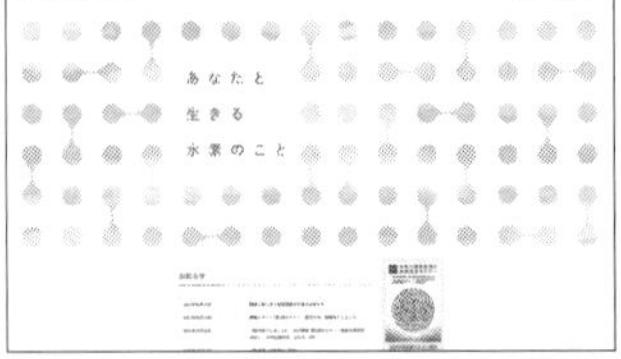

できますし、取り込める量にも制限がありません。加えて、水素ガス発生器で水素を発生させてその場で吸入すれば、「開封して飲むときには水素が消失していた」といった心配もなく、確実に取り込めます。

もう一点、先に紹介したしいたけ菌糸体サプリメントと水素ガス吸入療法は、併用することで相乗効果が得られると考えています。実際、当院のがん患者さんで症状が著明に改善した方の治療法を見返してみると、多くの症例で、しいたけ菌糸体サプリメントの摂取と水素ガス吸入療法を行っていました。しいたけ菌糸体サプリメントも、水素ガス吸入療法も、免疫チェックポイントによるT細胞へのブレーキを外し、副作用を抑える作用があります。そのため、二つを併用することで患者さんのがん免疫サイクルが正常にまわり出し、結果としてがんの症状が改善したものと推測しています。

水素ガス吸入療法の費用

クリニックなどで利用した場合は3300円（税込）／1時間

水素ガス発生機（ヘリックスジャパン）レンタル料金は月額4万7000円～（税込・ガス発生量1200㎖／1分　のPF72を12か月レンタルした場合の月額料金）

※なお、よろずクリニックでは2022年に世界で初めて高加圧（1・9気圧）の酸素・水素吸

入用カプセルを導入しました。

なお、水素については水素ガス吸入のほかに、大阪大学が開発したシリコン製剤もたいへん注目されています。これはシリコン製剤をサプリとして経口摂取することで、腸内で水と反応させて水素を発生させる方法です。発生した水素のみが体内に吸収されるため、こちらも副作用がなく、腎不全、パーキンソン病治療などに対しても研究が進んでいます。

▼サポート療法④複合ハーブ療法

免疫サイクルへのアプローチ→がん抗原の放出

水素ガス吸入療法の項（130ページ）でお話ししたように、私たちのからだを構成する細胞のなかには、ミトコンドリアという小さな器官があります。ミトコンドリアは酸素を使い、からだの成長や生存のために必要なエネルギーをつくっています。

この仕組みをもう少し詳しく説明しましょう。ミトコンドリアは、血液中の酸素と食事などから取り入れた血中のグルコース（ブドウ糖）を材料に、エネルギー（ATP）を産生しています。

私たちのからだのエネルギーは、ミトコンドリアが主体となってつくっています。しかし、……図13：細胞がエネルギーをつくり出すシステムとがん治療……

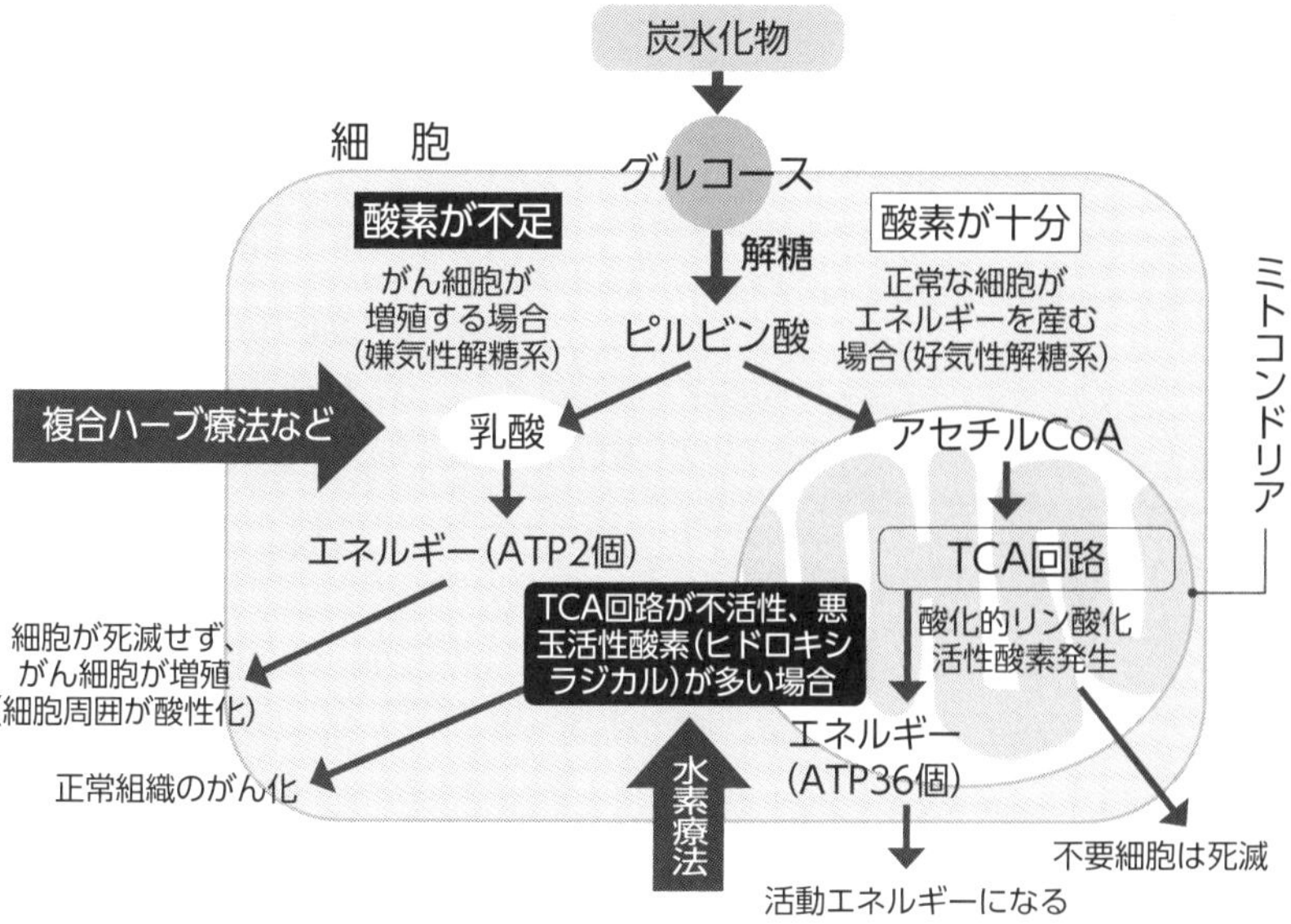

じつは、ミトコンドリアとは別の、細胞質という場所にもエネルギー工場があります。酸素が不足するような状況では、この細胞質でのエネルギー産生が主体となります。この工場を「嫌気性解糖系」といい、酸素なしでグルコースからエネルギーをつくり出します。「嫌気性」は酸素を必要としない、「解糖」はグルコース(ブドウ糖)を分解するという意味です。

細胞では基本的に、ミトコンドリアでエネルギーが産生されています。がんも細胞であることは間違いありません。しかしがん細胞では、嫌気性解糖系でのエネルギー産生がメインとなっています。

嫌気性解糖系でのエネルギー産生は非常に効率が悪く、そのためがん細胞は、エネルギーの材料となるグルコースをたくさん必要とします。ミトコンドリアでのエネルギー産生をメインとする細胞がハイブリッドカーだとしたら、嫌気性解糖系がメインのがん細胞は燃費の悪い〝アメ車〟のようなものです。ちなみに、人類が誕生する以前、地球上にはもともと酸素がありませんでした。このころ、地球上に存在していた生物は、嫌気性解糖系でエネルギーを生み出していました。そのためがん細胞は、「細胞の先祖返り」ともいわれています。

さて、がんの治療法のなかには、がんのエネルギー産生の仕組みに着目してがん細胞の活動をはばむものがあります。その一つが「アセトケア」です。アセトケアは70のビタミンとミネラル、32のハーブ、16の酵素で構成され、アメリカ食品医薬品局（ＦＤＡ）にも認可されている最先端の抗腫瘍ハーブです。主成分であるグラビオラ（アセトゲニン類）には、嫌気性解糖系でのエネルギー産生をブロックする働きがあります。つまり、がん細胞をエネルギー不足にさせて活動を停滞させ、がん細胞の増殖を防ぐことを狙ったハーブなのです。

統合医療先進国ともいわれるメキシコのティファナにあるホープ・フォー・キャンサー治療センターでも同様のグラビオラを用いたがん治療が行われており、身体に負担をかけない天然ハーブベースの治療法として注目を集めています。

アセトケアによる複合ハーブ療法は、基本的に患者さん自身が服用するだけなので、注射や点滴、通院などは必要ありません。ただし、アセトケアの効果を十分に発揮するために、食事制限（精製された米類や小麦粉類、肉を控えるなど）があります。重篤な副作用の報告は現在まではありません。

3か月（6箱）コースの費用が84万2500円（税込）と決して安くはありませんが、副作用などが強くて抗がん剤治療ができない方、あるいは、抗がん剤治療の成果がかんばしくない方は、検討してみてもいいかもしれません。

複合ハーブ療法にかかる費用

84万2500円（税込）／3か月（6箱）コース
167万5000円（税込）／6か月（12箱）コース
ステージⅠ～Ⅲの患者さんは1日2包、ステージⅣの患者さんは1日3包を服用。

▼サポート療法⑤フコイダン療法

免疫サイクルへのアプローチ

→T細胞の活性化／がん細胞を攻撃、排除する

もずくやわかめ、昆布などの海藻類は、表面がぬるぬるしています。このぬめり成分に含まれるのが「フコイダン」です。じつは、このフコイダンは抗がん効果が期待できるという研究報告があります。

九州大学の研究グループによると、からだが吸収しやすいよう低分子化したフコイダンには、

・アポトーシス誘導作用
・血管新生抑制作用
・免疫力強化作用

などの作用があるとのこと。

アポトーシスとは、すでにお話ししたように、細胞が自死する仕組みのことです。がん細胞はこのアポトーシスの仕組みにエラーが起きており、次々に増殖します。しかし、低分子化フコイダンには、がん細胞をアポトーシスに導く作用があるというのです。がん細胞をアポトーシスに誘導できれば、増殖を防ぐことができます。

新生血管についてもすでに取り上げましたが、がん細胞は正常な細胞よりも多くの栄養を必

要とするため、細胞のまわりに新しい血管をつくり出します。このように血管をつくり出すことを「血管新生」といいます。低分子化フコイダンには、この血管新生を抑制する作用もあるそうです。血管新生を抑制できれば、がん細胞への栄養補給を断つことができます。栄養が運ばれなければがん細胞は弱まり、病勢を食い止めることができるでしょう。

また、低分子化フコイダンには、体内の免疫細胞を活性化させる作用もあるといいます。低分子化フコイダンの抗がん効果についてはまだ解明されていない部分もありますが、研究が進めば、がん治療の光明となるかもしれません。

フコイダン療法にかかる費用　月額11〜22万円前後（税込）

▼サポート療法⑥高濃度ビタミンC点滴療法

免疫サイクルへのアプローチ　→がん抗原の放出

ビタミンCが風邪の予防やアンチエイジングに役立つことは、皆さんもご存じだと思います。では、そのビタミンCを高濃度で点滴すると、抗がん作用が期待できるのをご存じでしょうか。

がんに対する高濃度ビタミンC点滴療法は、1970年代に一度、大きな注目を集めています。ノーベル賞受賞者のライナス・ポーリング博士が、「ビタミンCの投与によって末期進行がんの患者さんの生存期間が4・2倍〜6倍延長した」という研究結果を発表したのがきっかけです。しかし、否定的な論文が立て続けに発表されたため、その後は取り上げられることはありませんでした。

ところが、2005年にアメリカ国立衛生研究所が、ビタミンCががん細胞に効くメカニズムに関する論文を発表。以降、再び研究が盛んになり、現在欧米では、高濃度ビタミンC点滴療法は天然の抗がん剤として用いられています。

「天然の抗がん剤」というネーミングからもわかるように、高濃度ビタミンC点滴療法は、がん細胞を直接攻撃する治療法です。高濃度のビタミンCを点滴すると、毛細血管からしみ出たビタミンCががん細胞に取り込まれます。このとき大量の過酸化水素が発生し、がん細胞を殺傷するのです。

なお、正常な細胞は過酸化水素を中和する酵素をもっているため、がん細胞のようにダメージを受けることはありません。さらに、免疫力の向上、再発抑制も期待できます。

点滴療法研究会

https://www.iv-therapy.org/

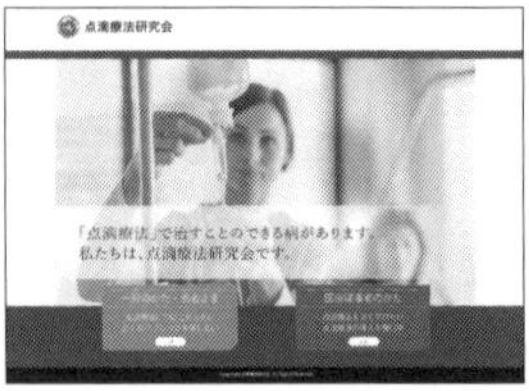
点滴療法研究会
「点滴療法」で治すことのできる病があります。
私たちは、点滴療法研究会です。

食事やサプリメントからビタミンCを積極的にとって同じような効果があればいいのですが、残念ながらそれは難しいでしょう。ビタミンCは基本的に、一定の量が吸収されたらあとは尿などと一緒に体外に排出されてしまうからです。がんの治療目的でビタミンCを投与する場合は、高濃度のビタミンCを点滴で投与し、血液中のビタミンC濃度を上げることが重要となります。

私のクリニックでは、海外からビタミンC（アスコルビン酸25g／1本）の点滴を輸入して有効血中濃度となるように調整するリオルダンプロトコルにしたがって投与しています。

余談ですが、高濃度ビタミンC点滴療法を受けた女性のがん患者のなかには、「がんになる前より肌がきれいになった」とよろこぶ方もいらっしゃいます。不謹慎に思われる方もいるかもしれませんが、闘病中だからこそ、このような小さな変化も大切にできればと考えています。

なお、高濃度ビタミンC点滴療法にもデメリットはあり、G6PD欠損症、心不全、腎不全、透析をされている方は受けられません。また、重篤な副作用は報告されていませんが、点滴中に血管痛や吐き気などの症状が起こる方もいます。

高濃度ビタミンC点滴療法の費用

1万1000〜2万4200円（税込）／1本（25〜75g）

▼サポート療法⑦ IOダインセラピー療法

免疫サイクルへのアプローチ→がん抗原の放出

IOダインセラピーは、コロイドヨードを使った治療法です。コロイドヨードは、ごく簡単にいうと、元素であるヨード（ヨウ素）を水素と結合させ、ヨードがもつ毒性をなくして細胞が利用できるようにしたものです。

コロイドヨードには新陳代謝の活性、免疫力の向上などのさまざまな効果があるといわれ、コロイドヨードを使った治療法は古くからあります。がんの治療に用いるクリニックも少なくなく、海外では注目されている治療法です。

IOダインセラピーのよいところは、複合ハーブ療法に比べて飲む量が少なくてすむところです。30mlの原液を1日8回くらい飲むのですが、この量であれば、食欲がないがん患者さんでも試しやすいはずです。経口で摂取できない場合は点滴も可能で、抗がん剤など既存の治療とも併用できます。副作用も重篤なものは

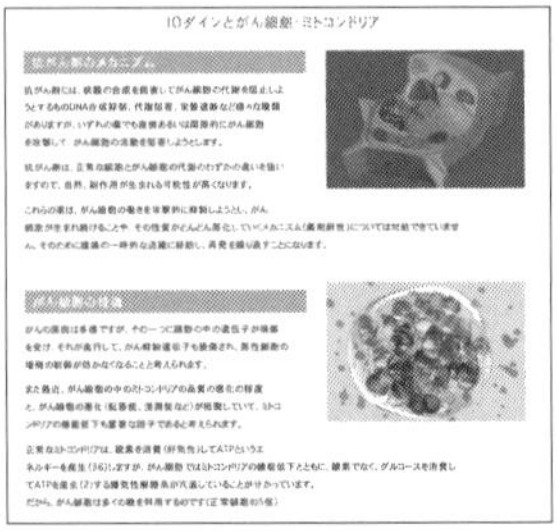
IOダインとがん細胞・ミトコンドリア

IOダインとは（IOダインセラピー臨床研究会）
https://iodine-therapy.com/iodine.html

報告されていません。

ただし、ヨードは甲状腺ホルモンの材料にもなるため、コントロールされていない甲状腺機能亢進症(バセドウ病)の方は服用できません。

また、正直にいって、コロイドヨード関連の製品には、模倣品まがいのものも少なくないと感じています。コロイドヨードによる治療を希望する方は、インターネットや広告の情報をうのみにせず、信頼できる医療機関を通じて受けることをおすすめします。

IOダインセラピーの費用

内服用IOダイン原液 4万4000円(税込)/1本500㎖

がん治療では、およそ2時間ごとに1回30㎖を服用します(1日7~8回服用)。

▼サポート療法⑧温熱療法(ハイパーサーミア)

免疫サイクルへのアプローチ→がん抗原の放出

がん細胞は、酸素や栄養分を得るために新しい血管をつくり出します。これを新生血管といいますが、新生血管は〝欠陥工事〟で、つくりがかなり粗雑だということはすでにお話ししましたが、さらに、熱に弱いという特徴があります。

正常な細胞は、体温が上がっても血管を拡張させて血流を増やすことで熱を逃がすため、高温にはなりません。ところが、つくりが粗雑な新生血管は、血管を拡張して熱を逃すことができないのです。

そのため、がん細胞に熱をあてると容易に温まります。41℃くらいから死滅しはじめ、42・5℃以上では活動を維持できません。この特性を利用し、電磁波でがん細胞を温めて死滅させるのが温熱療法です。温熱療法は「ハイパーサーミア（hyperthermia）」とも呼ばれ、からだを温めることで免疫を活性化させる効果もあります。

がん治療で行われる温熱療法には、おもに二つのタイプがあります。

《温熱療法の種類》

○ラジオ波タイプ

周波数30～300MHz（波長100km～1m）の電磁波が「ラ

マイクロウェーブ温熱療法（よろずクリニック）

https://www.youtube.com/watch?v=IxtP4Bk2MAs&t=128s

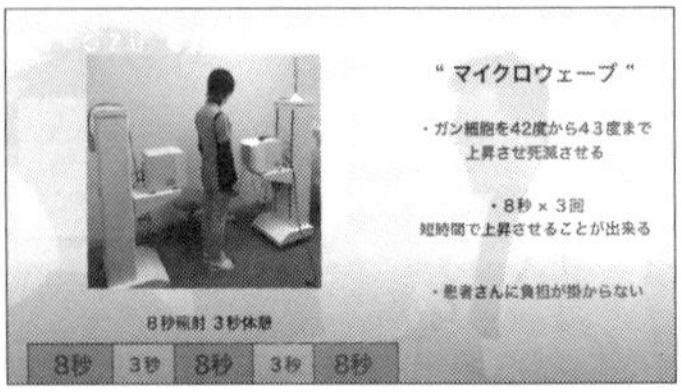

ジオ波」です。ラジオ波はマイクロ波に比べて波長が長いため、からだの奥深くにあるがん組織に対する温熱療法に向いています。

○マイクロ波タイプ

周波数300MHzから300GHz（波長1㎜〜1m）の電磁波を「マイクロ波」といいます。マイクロ波はラジオ波に比べると波長が短いため、からだの奥深くには届きませんが、狭い範囲を短時間で強く温めることができます。ちなみに、電子レンジに使われているのがマイクロ波です。

温熱療法はがんの治療法として、一部、公的医療保険の対象となっています。つまり、がんの治療に一定の効果があることを、国が認めているということです。ただ、保険適用が認められるのは特定の機器（これがかなり高額なのです）を使った治療のみで、治療時間が40〜50分と長くかかります。

そこで私のクリニックでは、臨床研究にも用いられている機器を導入し、マイクロ波を使った温熱療法を行っています。1回の治療時間は5〜7分と短く、正常な細胞への悪影響はほとんどなし。苦痛や副作用の心配もありません。「温熱」とはいうものの、マイクロ波をあてている間、患者さん本人が熱を感じることはほとんどないので安心してください。抗がん剤との併用も可能です。

マイクロ波温熱療法の費用

6600円（税込）／1回1部位

○期待される局所温熱療法

もう一つ、愛媛大学発のベンチャー・アドメテックが開発した局所温熱療法についても紹介しておきます。これは、ラジオ波タイプ、マイクロ波タイプの弱点を補うものとして非常に画期的です。従来の温熱療法は、がんの部位によっては利用できませんでしたが、この療法は0・4〜1㎜の針を使ってがんを直接温めます。針の先端には発熱コイルと温度センサーが内蔵され、60〜99℃まで調整が可能。まさにピンポイントな治療であることから、正常組織にダメージを与えることなく安全な治療ができます。

しかも同時に5か所の穿刺《せんし》が可能なので、さまざまな角度からがん組織に熱を伝えることができます。すでに獣医学の領域ではかなり使われており、切除困難ながん細胞がきれいに消えた症例

局所温熱療法（株式会社アドメテック）

http://www.admetech.co.jp/index.html

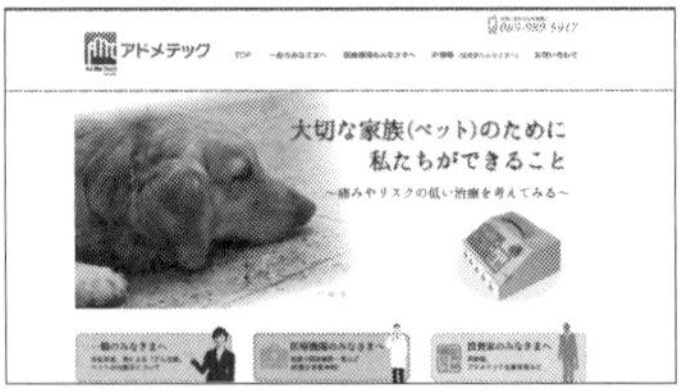

もあるそうです。

なおウクライナでは、ヒトへの甲状腺がんの治療法として認可されています。

私はこの療法にも大きな可能性を感じ、アドメテックと共同で新たな治療機器の開発などにも携わっており、実際にスキルス胃がんの治療などに挑戦しています。

この療法によって、がん細胞が破壊されると、光がん免疫療法と同様、がん抗原が提示され、免疫系が活発に動き出すことが大いに期待されます。

もし、私ががんになったら

私は医師として、多くのがん患者さんの診療をしてきました。また、母親を小腸がんで亡くしています。こうした経験をもとに、「もし私ががんになったら、どんな治療を望むだろうか」と考えることがあります。そこでここでは、私ががんになったら受けたいと考えている治療法についてご紹介したいと思います。

がんと診断されてステージが0～Iだった場合は、まずは標準治療を受けます。ステージ初期は、標準治療を受けることがもっとも生存率が上がると証明されています。したがって、手術でがん組織の切除が可能な状態であれば、手術を希望します。そして、術後の組織を用いて、再発抑制のために自家がんワクチン療法を受けるでしょう。

ステージがⅢ～Ⅳで転移している場合でも、原発巣（最初にがんができたところ）だけでも手術で切除してもらいます。抗がん剤や放射線については、有効性を主治医と相談のうえ、がん抗原を放出して免疫サイクルをまわす目的で受けるつもりです。がんのまわりに新生血管がたくさんできている場合は、血管内治療を受けたいと考えています。

合わせて、術後の組織で自家がんワクチンを作成して投与。光がん免疫療法も前向きに検討します。さらに、積極的な治療のベースとして、水素ガス吸入療法、高濃度ビタミンC療法や複合ハーブ療法、コロイドヨード療法、温熱療法などを組み合わせ、可能なら152ページのホルミシス療法もやりたいと思います。

ほかに、がんに嫌われるからだづくりの一環として、6章で説明している食事療法や重炭酸入浴法も行うつもりです。

Column

そのほかのがん治療

ＩＰＴ療法

ＩＰＴは「Insulin Potentiation Therapy」の略で、血糖値を下げるホルモン・インスリン(Insulin)を使った抗がん剤治療です。インスリン強化療法ともいいます。

IPT療法では、まず、がん患者さんにインスリンを投与します。インスリンを投与すると血糖値が下がり、がん細胞がエネルギー不足になります。エネルギー不足になったがん細胞は、細胞膜の透過性が高まって薬剤が入り込みやすくなります。そこで、抗がん剤を投与するのです。

IPT療法は、高分子抗がん剤(74ページ)と同様、ドラッグデリバリーシステムを応用した治療法の一つ。従来よりも少ない量の抗がん剤で高い治療効果を望めます。日本では知名度の低い治療法ですが、アメリカやヨーロッパでは多くの医師が取り組んでおり、メキシコのティファナにあるホープ・フォー・キャンサー治療センターでも行われています。

丸山ワクチン療法

序章でお話ししたように、丸山ワクチンは結核の治療薬として誕生しました。しかし、１９６０年代からがん治療にも用いられるようになり、「がんの縮小が見られた」「延命効果が見られた」といった報告が続出。がんの治療法として注目を集めるようになったのです。

丸山ワクチンは、

・樹状細胞を活性化させることでがん細胞の増殖を抑える
・ワクチン投与を続けるうちにコラーゲンが増殖してがん細胞を封じ込め、がんが縮小する

などの効果が報告されています。

丸山ワクチン療法は、有償治験(費用が発生する治験)です。受けるには、はじめに日本医科大学附属病院を受診する必要があります。

ホルミシス療法

低線量の放射線(Rn 222)を使った治療法です。低線量の放射線をからだに照射すると、免疫細胞の活性化、がん抑制遺伝子の活性化などの効果が期待できます。玉川温泉や三朝温泉で有名なラドン浴も、放射線ホルミシス療法の一つです。

ラドン吸入療法

人工的にRn222を放出する鉱石を使ったホルミシスルームのなかでラドンを吸入する治療法です。この治療法の利点は、人工的に高線量のRn222の環境をつくり出すことで自然界では得られないホルミシス効果を期待できます。

4章

日本のがん診療の問題点と対処法

がん死亡率が上がり続ける日本、減少するアメリカ

すでにお話ししたように、日本では、2人に1人ががんになります。そして、3人に1人ががんで亡くなっています。では、海外ではどうでしょうか。

……図14：世界各国の10万人あたりがん死亡者数……

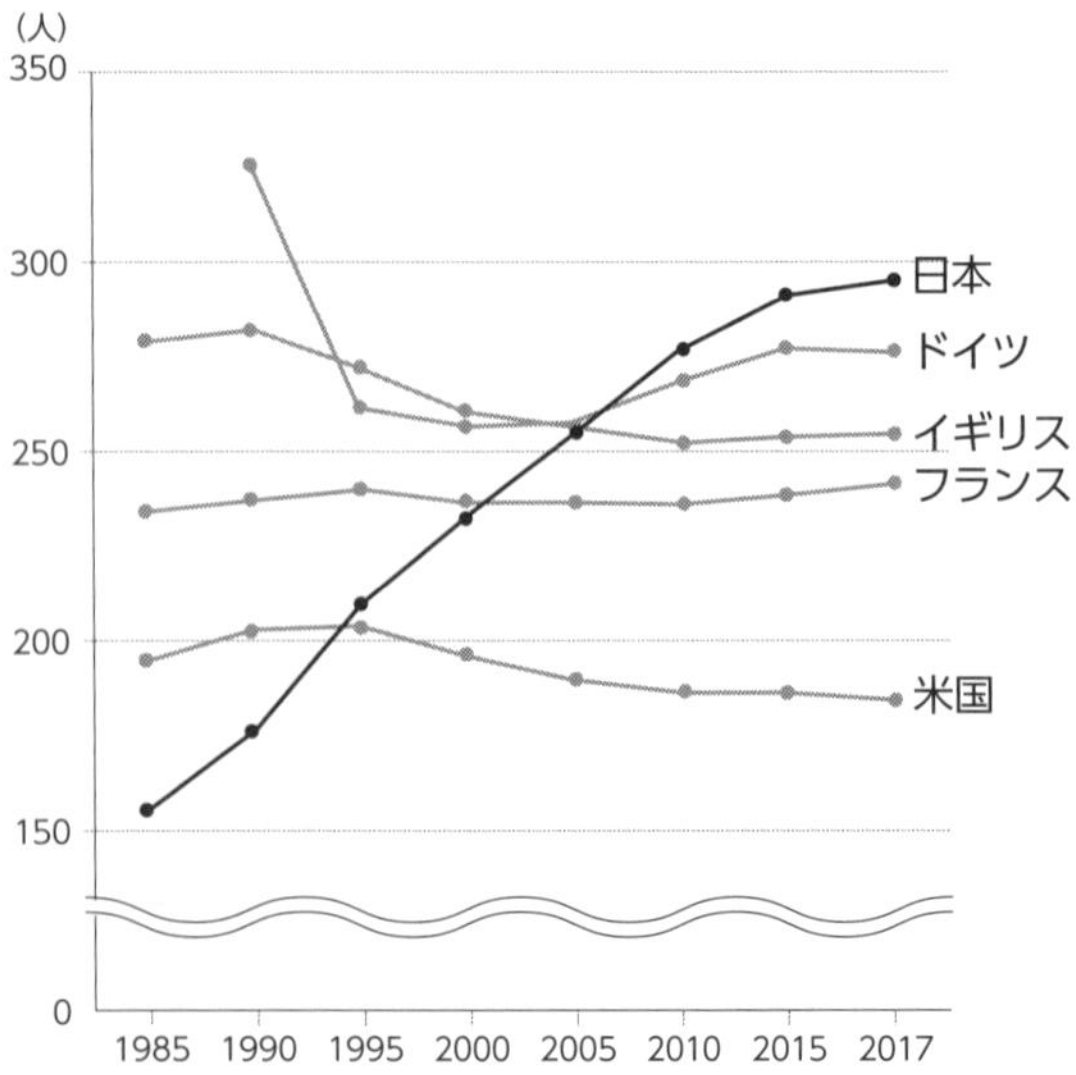

※年齢調整前データ（各国間の年齢構成差異による影響を行っていないもの）
出典　OECD／GLOBAL NOTE

図14は10万人あたりのがん死亡者数のグラフです。

「こんなに違うの⁉」

と驚いたのではないでしょうか。

日本では、がんの死亡率（10万人あたり死亡者数）はまさに〝右肩上がり〟です。対するアメリカは、1990年ごろを境に減少に転じており、イギリス、フランス、ドイツも日本ほどの増加は見られません。

10万人あたりの新規患者数で見ても、日本は2000年から2010年で15％増加しており、アメリカは同じ期間内に7％減っています（WHO調査）。

なぜ日本では、これほどまでにがん死亡率が増え続けているのでしょうか。

原因としてすぐに思いつくのは高齢化です。おさらいになりますが、がんのはじまりは、遺伝子の突然変異が積み重なった異常な細胞です。異常な細胞ががん化し、無制限に増殖することでがんは発症します。ただ、細胞ががん化したからといって、必ずしもがんを発症するわけではありません。細胞には自死する仕組み（アポトーシス）がありますし、免疫サイクルがしっかりまわっていれば、がん細胞は免疫細胞によって排除されます。

ただ、自死する仕組みや免疫細胞の働きは、加齢にともない衰えます。ゆえに、年をとると誰しもがんを発症しやすくなるのです。実際、がんは男女とも50歳代から増加しています。高齢化が進む日本でがんによる死亡率が増えるのは、それほど不思議なことではありません。

高齢化は日本だけで起きているわけではありません。日本の高齢化スピードにはおよばないものの、アメリカでも高齢化が進んでいます。日本とアメリカにおけるがん死亡率の差の原因を、高齢化だけに求めるのは無理があるといえるでしょう。

図14をもう一度よく見てください。アメリカのがん死亡数は、1990年ごろから減少しています。この時期、アメリカでは何が起きたのでしょうか。

1988年、アメリカ国立衛生研究所（NIH）にある国立がん研究所が非常にショッキングな宣言をしています。「抗がん剤は強力な発がん性物質で、新たながんを発生させる」と発表したのです。

今でこそ、抗がん剤は正常細胞にできるだけダメージを与えないよう配慮されてつくられていますが、もともとは、第一次大戦中にドイツで開発された毒ガス（マスタードガス）からつくられた薬です。がん細胞を排除するけれども、ほかの正常な細胞にも深刻なダメージを与えてしまう、〝諸刃の剣〟でした。

そんな抗がん剤の開発・利用に力を入れてきたアメリカが「抗がん剤は強力な発がん性物質」と宣言したのですから、当時、大きな話題となったことはいうまでもありません。

このころからアメリカは、抗がん剤や放射線療法、手術といった西洋医学だけでなく、代替医療にも目を向けるようになったのです。

2章でお話ししましたが、ここで一度、言葉の定義をおさらいしておきましょう。

「代替医療」とは、標準治療（あるいは保険診療）ではない医療全般をいいます。統合医療とは、標準治療やそのほかの西洋医学に代替医療を組み合わせて、病気の治癒や延命、生活の質（QOL）の向上をめざす医療です。

アメリカ国立衛生研究所では、1992年に「代替医療局」（OAM）が設立されています。

代替医療局は1998年に「国立補完代替医療センター」（NCCAM）という新しい組織になり、現在は、「国立補完統合衛生センター」（NCCIH）という名称に変わっています。アメリカはこのセンターに、毎年1億3000万〜2億ドル（約140億〜200億円）の国家予算をつけているのです（1ドル＝109円）。

全米ナンバーワンと評されているがん専門医療施設「MDアンダーソンがんセンター」や「スローン・ケタリング記念がんセンター」「ジョンズ・ホプキンズ病院」でも統合医療が行われています。医師が鍼灸師やマッサージ師、瞑想インストラクター、ヨガインストラクターといった人たちとチームを組んで治療をしているのです。日本の医大で代替医療について学ぶ機会はほとんどありませんが、アメリカでは125の医学校のうち82校で代替医療の講義があるといいます。

また、アメリカには「医療へのアクセス法（Access to Medical Treatment Act：AMTA 1997）」という法律があります。医療へのアクセス法は1997年に制定されました。この法により、医師は標準治療による治療法がなくなったあとも、患者さんの希望に応じて、代替医療を含む最善の治療を紹介することが義務づけられています。

法律で義務づけられているわけですから、医師も代替医療の勉強を懸命にします。「標準治療では手立てはないので、あとは緩和ケアをしましょう」

「代替医療なんてエセ医療ですよ。やるだけ無駄です」

このような振る舞いは、患者さんが治療を望む限りアメリカでは決して許されないのです。日本とはかなり違うと思いませんか。

アメリカでは免疫療法の研究も盛んに行われています。このように代替医療、統合医療に力を入れた結果が、先のがん死亡率の減少の大きな要因と考えられます。

元厚生労働大臣の坂口力先生も、「アメリカでがんの死亡率が下がったのは、代替医療や免疫療法、遺伝子療法などに取り組むようになったからといわれている」と指摘されています。

また、アメリカとは対照的にがん死亡率が増えている日本の医療の現状について、「治療方法に問題はないか、疑問に思っている」と語っています。

統合医療の先進国メキシコの取り組み

アメリカは統合医療の先進国です。しかし、がんの統合医療において、アメリカの病院よりも高い治療成績を誇る医療機関があります。どこの国の病院かおわかりになりますか？

じつは、メキシコなのです。

先述のとおり、アメリカでは1990年代から代替医療の研究が本格的に行われています。

ただし、ハーブやビタミン、水素のような天然成分を使うタイプの代替医療はあまり広がっていません。これには、次のような事情があります。

アメリカでは、アメリカ食品医薬品局（FDA、日本の厚生労働省にあたる機関）に認められていない医薬品や医療機器は、治療への使用を禁じられています。使用が発覚したら、医師は免許を失うだけでなく、刑務所行きになることもあります。

したがって、天然成分を主成分とする製品を開発した製薬会社が、それを医療現場で使えるようにしたいと考えた場合、アメリカ食品医薬品局に申請をして認可を得る必要があります。ただ、認可取得には大規模な臨床試験が必要で、数億ドルはかかります。製薬会社は通常、この数億ドルというコストを特許による利益で回収します。

しかし、製品の主成分は天然成分です。特許を取得できる見込みはほとんどありません。コスト回収のめどが立たない製品を、高い資金をつぎ込んでわざわざ申請する製薬会社はまれです。結果として、医療現場で使える天然成分主体の医薬品・医療機器は非常に少なく、天然成分を使う代替医療はなかなか発展しないのです。

余談ですが、右のような事情はアメリカに限りません。世の中には、治療効果があるとわかっていても薬として申請されない製品がたくさんあります。そこには、「コスト回収のめどがたたないから」「利益が少ないから」といった理由から、企業が薬として申請しないというからくりがあるのです。

一方、メキシコは天然成分を用いた治療に寛容です。医学部では天然成分を用いた医療についても教えますし、医師は天然成分を使った治療を比較的自由に行えます。これは、メキシコではいまだ貧困層の国民が多く、国の承認を得た高価な医療よりも、天然成分を主体とした安価な医療への需要が高いからでしょう。

そんなメキシコの医療に高い関心を抱いたのが、統合医療を志す海外の医師です。アメリカ・カリフォルニア州に近いメキシコのティファナには、いつしか統合医療を志す医師が世界じゅうから集まるようになりました。そしてついには、がん統合医療特区ができたのです。

がん統合医療特区には、世界的に著名な医療機関がいくつもあります。なかでも有名なのが「オアシス・オブ・ホープ病院」です。オアシス・オブ・ホープ病院にはこれまでに世界60か国から10万人以上の患者さんが治療に訪れ、年間600人以上のがん患者さんの治療が行われています。同院の治療の特徴は、身体的ケア、精神的ケア、食事ケアを通じて患者さん自身の自然治癒力を引き出す点にあります。

先述のがん専門の治療センター「ホープ・フォー・キャンサー」も、がん統合医療の関係者の間ではよく知られた存在です。同セ

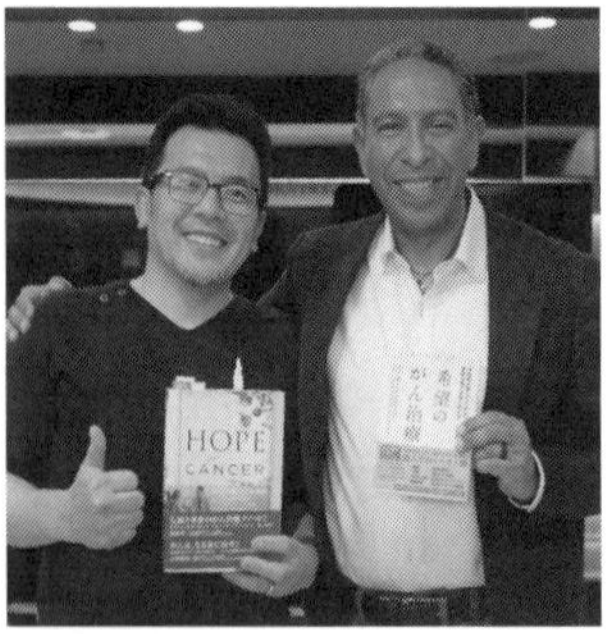

ホープ・フォー・キャンサーのアントニオ・ヒメネス院長と著者（2023年）

ンターはオアシス・オブ・ホープ病院で学んだアントニオ・ヒメネス博士（通称ドクター・トニー）が開業した医療機関で、現在はメキシコのティファナとカンクン、タイ、コロンビアの4か所で診療を行っています。2019年に行われた「日本がんコンベンション」でドクター・トニーはこう話していました。

「医薬品、化学的な治療は免疫にダメージを与えます。短期的にはがんを小さくしますが、長期的には害が大きいのです。そのためホープ・フォー・キャンサー治療センターでは、がんだけを攻撃して免疫にダメージを与えない、そういった治療だけを取り入れています。光線や音波を使った治療法や、がんが酸素を嫌う特性を利用した酸素療法、食事、解毒、精神的サポートなどを用い、ホリスティックにがん治療を行います」

さらに2023年には当院をご訪問いただき、長時間にわたり意見交換をさせていただきました。

このような取り組みにより、同センターは非常にすぐれた治療成績を挙げています。一般的な標準治療を行った場合、ステージ

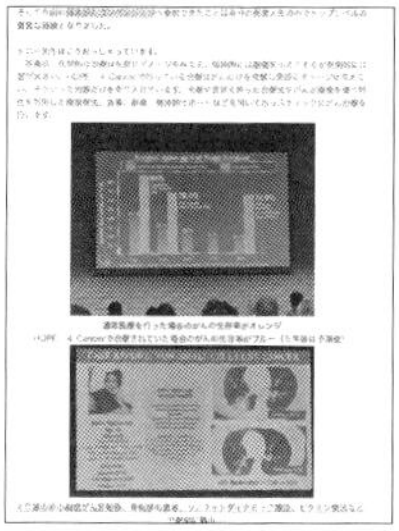

日本がんコンベンションの模様(よろずクリニック)
https://ameblo.jp/yorozuclinic/entry-12492236383.html

Ⅳの進行がんの生存率は、1年生存率は51・4%、2年生存率は38・7%、5年生存率は26・2%と推移します。ところが、ドクター・トニーのチームは、1年生存率94%、2年生存率78・9%、5年生存率76・9%という驚異的な成績を残しているのです（5年後は予測値）。

なお、オアシス・オブ・ホープ病院も、ホープ・フォー・キャンサー治療センターも、西洋医学による治療（日本では標準治療に該当する治療）をまったく行っていないわけではありません。ドクター・トニーも著書『ホープ・フォー・キャンサー　がん治癒の7大原則』（ネオアクシア）で「低量抗がん剤治療や手術も必要なときには実施しています」と書いています。

オアシス・オブ・ホープ病院やホープ・フォー・キャンサー治療センターは、私のようにがんの統合医療を志す医師にとって、まさに理想の医療機関です。西洋医学、代替医療という垣根をなくし、一人一人の患者さんにもっとも適した

ホープ・フォー・キャンサー治療センターのサイト（英語）

https://hope4cancer.com

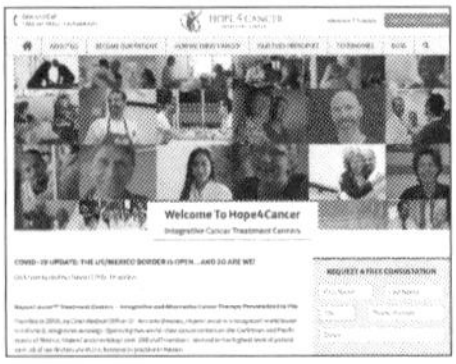

書籍『HOPE for CANCER』（日本語版）アントニオ・ヒメネス著

https://www.amazon.co.jp/dp/460000468X/ref=cm_sw_em_r_mt_dp_N5D08GHWARZQN29TWN1W

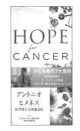

治療ができたなら、どれほど多くの患者さんが救われることでしょう。2020年にはホープ・フォー・キャンサー・ジャパンが立ち上がり、私も中核メンバーとして参加しています。今後わが国でも海外の有効な治療を多く取り入れられるよう、活動を続けていくつもりです。

ただ、残念ながら、今の日本では相当の困難が予想されます。

・国民皆保険制度
・混合診療禁止

という日本独自の医療制度により、治療が固定化してしまっているからです。

日本の医療の問題点

ここからは、日本の医療の問題点についてお話ししたいと思います。

日本では、すべての国民が公的医療保険に加入することになっています。たとえば、民間企業に勤める会社員の方は、職場を通じて健康保険に加入しているでしょうし、自営業の方は国民健康保険に入っているはずです。また、公務員の方は公務員のための健康保険「共済組合」に、75歳以上の高齢者は「後期高齢者医療制度」に加入しています。

このように、働き方や年齢などによって加入する制度は異なるものの、すべての国民は公的医療保険に加入することが定められています。これを「国民皆保険制度」といいます。

日本では、風邪を引いたり、けがをしたりしたとき、原則1～3割の自己負担で治療を受けられます。残りの7～9割の費用をカバーしているのが、公的医療保険と公費です。保険証1枚あれば、誰もが、どこでも、いつでも1～3割という少ない負担で高水準の医療を受けられる。これは国民皆保険制度のおかげです。先進国といわれる国のなかでも、これほど手厚い医療制度が構築されている国は多くありません。

ただし、自己負担1～3割で受けられるのは、公的医療保険に認められた診療のみです。これを「保険診療」といいます。

一方、公的医療保険に認められない診療を、「自由診療」（または保険外診療）といいます。身近なところでいうと、インプラントや審美的な目的での歯列矯正は自由診療となります。人間ドックも自由診療です。このほか、3章で取り上げた光がん免疫療法や自家がんワクチン療法、6種複合免疫療法、遺伝子治療、しいたけ菌糸体サプリメント、水素ガス吸入療法、高濃度ビタミンC点滴療法、複合ハーブ療法、IOダインセラピーなどは代替医療であり、がんの標準治療ではありませんので、自由診療となります。

さて、保険診療と自由診療を同時に受けることを「混合診療」といいます。混合診療は原則として禁止されており、「一つの医療機関で、同じ日に同一病名に対して保険診療と自由診療の両方を受けることはできない」というルールがあるのです。

たとえば、あるがん患者さんが、保険診療である「抗がん剤治療」と、自由診療の「自家がんワクチン療法」を、A病院で受けたいと考えたとしましょう。この場合、混合診療禁止の制度により、抗がん剤治療と自家がんワクチン療法を、A病院で同じ日に受けることは原則できません。まずは抗がん剤治療を受けて、日をあらためて自家がんワクチン療法を受けるという具合に、別の日に治療を受ける必要があります。あるいは、同じ日に治療を受けたいなら、抗がん剤治療はA病院、自家がんワクチン療法はBクリニックという具合に、医療機関を変えなくてはいけません。

もし、抗がん剤治療と自家がんワクチン療法を、A病院で同じ日に受けたらどうなるのでしょうか？　その場合は、保険診療である抗がん剤治療も自由診療とみなされます。つまり、混合診療の費用は全額、患者さんの自己負担となるのです。

なぜ混合診療が禁止なのか、不思議に思う方もいるのではないでしょうか。

厚生労働省や日本医師会は、混合診療を禁止する理由として、

・医療格差が広まるおそれ
・エビデンス（科学的根拠）のない医療が広まるおそれ

図15：保険診療の場合
（6〜70歳未満）

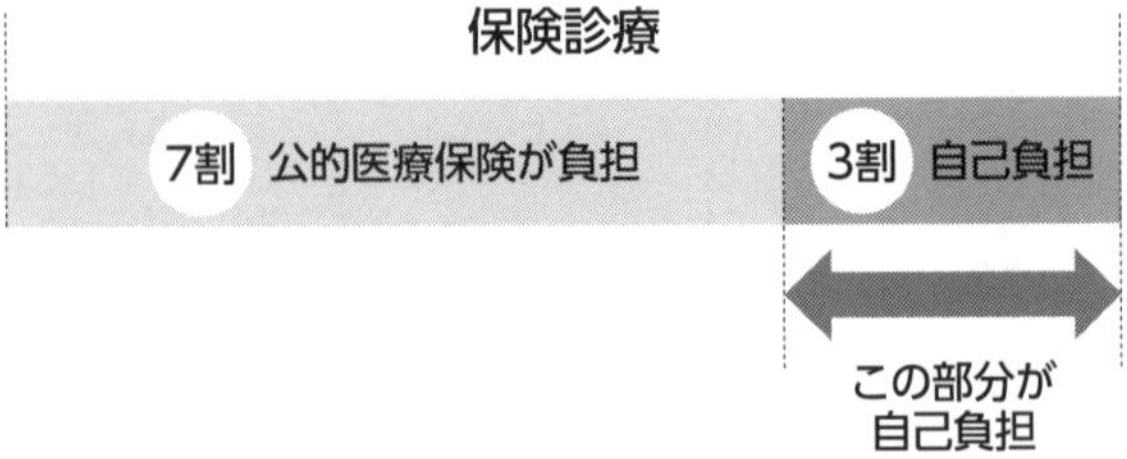

の2点を挙げています。

まずは、「医療格差が広まるおそれ」について考えてみましょう。

混合診療が解禁になれば、混合診療を受けた際の支払いは

・保険診療の費用（自己負担分1〜3割）＋　自由診療の費用（全額自己負担）

となります。保険診療の費用が全額自己負担にならない分、患者さんの負担は減りますが、それでも自由診療の多くは、保険診療に比べて高額です。その結果、必要な治療を経済的な事情から断念せざるを得ない人が増えるかもしれません。なお、医療費が高額になり、1か月の支払いが自己負担限度額を超えた場合は「高額療養費制度」を利用できますが、自由診療は対象ではないので注意してください。

また、日本では、一つの医薬品や治療法が保険診療になるには少なくとも10年、500億〜1000億円以上の期間と予算が必要といわれています。これだけの期間と費用を投資するの

図16：保険診療と先進医療を併用した場合
(6〜70歳未満)

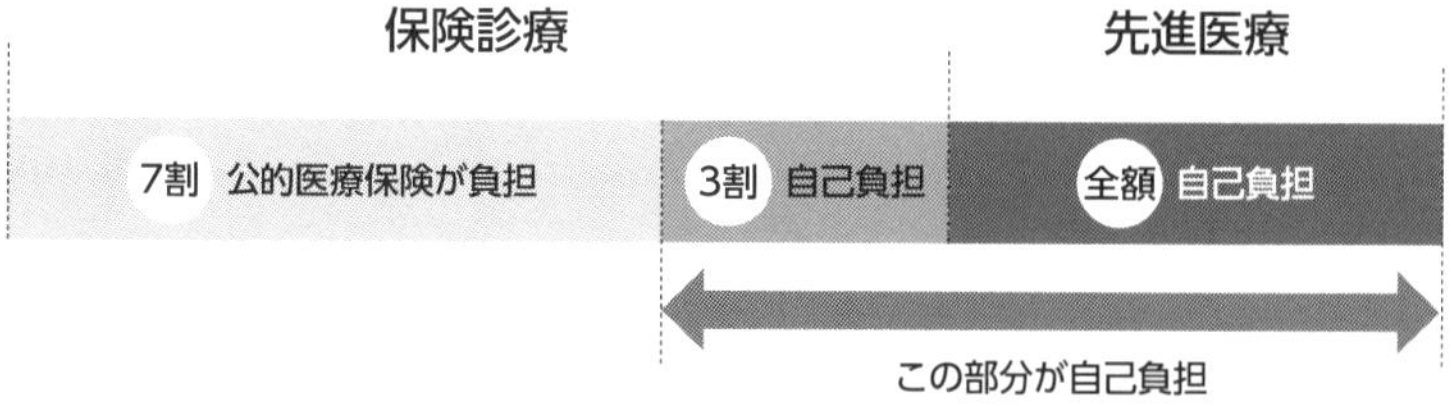

は、巨大製薬会社であっても大変なはず。中小企業やベンチャー企業なら、なおさらです。

このように困難なハードルがあるにもかかわらず、企業が保険診療の適用をめざすのはなぜか。簡単にいえば、投資コストの回収が見込めるからです。しかし、混合診療禁止が解禁されて自由診療を希望する人が増えれば、保険診療で用いられる医薬品や治療法の利用機会が減ります。そうなれば、以前のようにコストを回収できなくなり、保険適用にするメリットが薄れます。こうして保険適用をめざさない企業が増えれば、保険診療で使える医薬品や治療法が減り、保険診療のクオリティは下がってしまうでしょう。同時に、自由診療扱いの医薬品や治療法が増え、患者さんの経済的負担も大きくなります。

以上が、厚生労働省や日本医師会が主張する「医療格差が広まるおそれ」の要点です。たしかに、医療格差の拡大は問題です。ただ、医療格差の拡大を理由に混合診療を禁止しておきながら、厚生労働省は、先進医療などの一部の診療においては混合診療を認めています。これを「保険外併用療養制度」といいます。

先進医療とは、厚生労働大臣が認可している最先端の医療技術です。3章の放射線療法の項で触れた、陽子線や重粒子線を用いた治療がこれに該当します。先進医療は保険診療との併用、つまり混合診療が認められています。そのため、陽子線治療なら、技術料部分は全額自己負担となりますが、その検査や入院にかかる費用は保険診療となり、1~3割の自己負担ですみます。

保険外併用療養制度は、治療の安全性を確保して患者さんの負担を一定程度に抑えつつ、患者さんの選択の幅を広げることを目的としてつくられました。ただ、陽子線治療や重粒子線治療はそもそも、どちらも1クール（一連の治療）で300万円前後の費用がかかります。300万円前後の治療費を、誰もが容易に払えるとは到底思えません。残念ながら、医療格差はすでにあるのです。

「科学的根拠のない医療が広まるおそれ」については、厚生労働省や日本医師会の懸念は理解できます。自由診療である代替医療を行っている私から見ても、世の中には明らかにあやしい治療法があります。混合診療の禁止は、そうしたあやしい医療に患者さんが引っかかってしまうのを防ぐのに、一定の効果はあるでしょう。

とはいえ、弊害もあります。

2章で述べたように、代替医療のなかには高いエビデンスレベルをもつ治療法や、海外ではすでに有効性が実証されて広く行われている治療法もあります。また、有効性が期待できる治療であっても、天然成分などが主成分のため特許が望めず、コスト回収の観点から製薬会社があえて保険適用を申請しない(できない)ケースもあります。このほか、医療技術の進歩により有効な治療法が次々と開発されているがために保険適用が間に合わず、自由診療扱いとなっているケースもあるでしょう。

「有効かつ安全な治療であれば、保険診療として認められるはずである。したがって、保険診療ではない自由診療は、有効性があるとはいえない」と主張する人もいますが、そう単純な話でもないのです。

それにもかかわらず、今の日本の医療制度は、保険診療だけを「善」としています。アメリカの「医療へのアクセス法」のような、代替医療を含め最善の治療法を提示することを医師に義務づける制度もありません。ゆえに、多くの医師は保険診療の治療法しか勉強せず、治療法は固定化してしまっています。

その結果、不利益を被るのは患者さんです。標準治療での治療がなくなったとたんに、「これ以上、有効な治療法はありません」「あとは緩和ケアを行いましょう」と、治療を打ち切られてしまう――。こうして、多くの「がん難民」が生まれているのです。がんをはじめとする難病に関する医療分野では、日本は諸外国に比べて極めて立ち遅れているといわざるを得ません。

少し話がそれますが、新型コロナウイルスの感染拡大により、各地で医療が逼迫《ひっぱく》しました。このような事態も、混合診療が解禁されていたら少しは改善できたのではないかと考えています。3章の水素ガス吸入療法の項で取り上げたように、中国は、新型コロナウイルス感染にともなう肺炎症例に対して、水素吸入療法を世界に先駆けて導入しました。

同様の肺炎症例に対して、上海市は高濃度ビタミンC点滴を推奨しています。アメリカ・ニューヨークの病院でも高濃度ビタミンC点滴が実施され、医師がその治療効果を発表しました。こうした事例から、水素吸入療法も高濃度ビタミンC点滴療法も、新型コロナウイルス感染症の重症化予防に一定の効果があると考えられます。

しかし、日本の臨床現場ではこうした治療法を容易に導入できません。入院中の患者さんに水素吸入療法や高濃度ビタミンC点滴療法を実施したら、混合診療禁止制度により、入院費もそのほかの保険診療も、すべてが患者さんの自己負担になってしまうおそれがあるからです。

肺炎症例の患者さんに対して水素吸入療法や高濃度ビタミンC点滴療法を早期に実施できていれば、重症化を防ぐことができ、患者さんの命はもちろん、限られた医療資源も守れたのではないでしょうか。

がん治療においても同様です。自由診療を含めてもっと柔軟な治療ができれば、標準治療の効果増強・副作用軽減が期待できるはずです。生存率も上がるでしょう。しかし現実は、国民皆保険制度と混合診療禁止により、治療が限られています。

こうした状況を、私一人の力で変えるのは不可能です。そこで、２０１８年、志をともにする医療従事者たちと「日本先制臨床医学会」を立ち上げました。日本先制臨床医学会は、国家資格をもつ人体のスペシャリストである医師や看護師が、自由診療でも有効な治療法、対処法を絶えず模索し、一人一人の患者さんを大切にする医療を学ぶ場です。柔軟性と迅速性を欠く日本の医療に、維新をもたらすこと。保険診療や自由診療の垣根をなくし、必要な医療を、必要としている患者さんに確実に届けること。当学会が中心となり、日本の医療のあり方をよき方向へ変えていければと思っています。

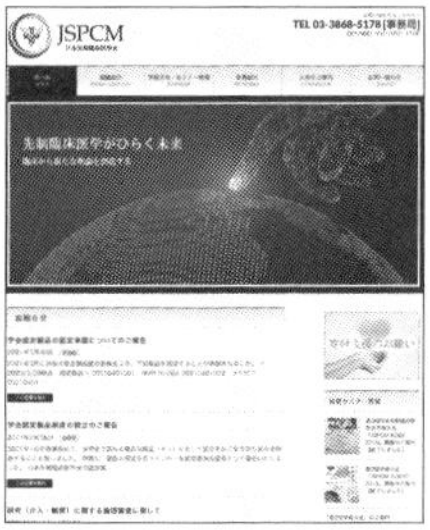

日本先制臨床医学会のHP
https://jspcm.org

納得できる治療を受けるために

さて、ここまで日本のがん診療の問題点について説明してきました。前述の日本先制臨床医学会が中心となって日本の医療に維新をもたらせればと思っていますが、一朝一夕で成し遂げられるものではありません。今現在がんと戦っている患者さんや、そのご家族、ご友人のなかには、「今の制度下で納得できる治療を受けるにはどうしたらいいか」と悩んでいる方もいるでしょう。

そこで、ここからは、病院の選び方からセカンドオピニオンの求め方、悪徳代替医療の見極め方まで、Q＆A方式で紹介していきます。

Q がんと診断されました。診断された病院で、このまま治療を受けてもいいのでしょうか。

標準治療の内容は、全国どこの病院であっても大きな違いはありません。放射線療法や抗がん剤治療を提示されたのであれば、診断された病院でそのまま治療を受けてもいいのではないでしょうか。あるいは、口コミで評判のいい病院を選んだり、医師との相性で選んだりするのもありだと思います。

ただ、三大がん治療の一つ、手術は執刀医の技術がものをいう世界ですから、「うまい・へた」

が確実にあります。加えて、からだへの侵襲《しんしゅう》（負担・ダメージ）が大きい手術を受けた場合、がんが再発しやすいという調査もあります。侵襲とは、からだへの負担のことです。胸やおなかを大きく開いて行う手術は、からだへの侵襲が大きいといえます。

したがって、手術が必要になった場合は、手術の症例数が多い病院や、腹腔鏡手術やダヴィンチ手術（ロボット支援手術）といった侵襲の少ない手術を得意としている病院を選ぶといいでしょう。

Q どの治療法がおすすめなのか、医師の本音を知る方法はありますか？

医師から「手術をする」「手術をせずに抗がん剤治療をする」といった異なる選択肢を示されたとき、その判断は患者さん本人、または患者さんの家族にとって非常に難しいものになります。どうするのが一番いいのか、医師の本音を聞いてみたいときには、「もし先生ご自身や先生のご家族だったらどうしますか？」と聞いてみてください。

一般的に医師はガイドラインにのっとった治療方針を推奨しますが、必ずしもそれが目の前に座っている患者さんにとって最善だとは思っていない場合もあります。患者さんの年齢や家庭環境、価値観などの要因から、ガイドラインどおりの治療がベストとはいえないこともあるのです。経験豊富な医師から本音を聞き出すにはこの質問が一番です。

Q セカンドオピニオンを求めるのは、主治医に対して失礼になりませんか？

セカンドオピニオンとは、現在かかっている病院以外の別の病院の医師に、病状や治療法について「第二の意見」を求めることをいいます。セカンドオピニオン自体の認知度は上がってきていますが、「主治医に悪いのではないか」「主治医の機嫌を損ねてしまうのではないか」と思い、セカンドオピニオンをいい出せずにいる患者さんも多いようです。

主治医に遠慮する気持ちはわからなくもありません。けれど、あなたのからだのことです。主治医を気遣っている場合ではありません。セカンドオピニオンを希望する旨を、はっきり伝えましょう。たとえば、こんないい方はどうでしょうか。

「先生を信頼していますし、先生に治療していただきたいと思っています。ただ、自分のからだのことなので、納得したうえで治療を受けたいのです。ですから、一度ほかの先生の意見を聞いて、納得してから、こちらの病院に帰ってきてもいいですか？」

ここまで丁重に尋ねたにもかかわらず、不機嫌になったり、怒ったりするような医師は、正直、おすすめしません。不機嫌になったり怒ったりするのは、自信のなさの裏返し。自分の診断や技術に自信がある医師ほど、「セカンドオピニオン？　どうぞどうぞ」と鷹揚に送り出してくれるものです。

それでもなお、セカンドオピニオンを切り出しにくいという方のために、方法を二つ、お教えしましょう。

一つは、医療保険やがん保険の付帯サービスを利用する方法です。最近の医療保険やがん保険のなかには、セカンドオピニオンを無料で受けられるサービスが付帯しているものがあります。自分が加入している保険会社に、セカンドオピニオンを受けられるサービスがないか確認してみてください。

もう一つ、こちらはちょっとした裏技です。たとえば、大腸がんと診断されたなら、消化器系のクリニックを受診しましょう。そして、診察時に医師に事情を話し、「先生が私の主治医だったらどんな治療法を選びますか？」と聞いてみてください。いろいろと意見をいってくれるはずです。

開業医の先生はベテランが多く（とくに開業医の外科医はほぼ確実にベテランです）、近隣の病院の事情に通じている人がほとんど。主治医の元上司だった……なんて可能性もあります。開業医に「おすすめの先生を紹介してくれませんか？」と聞いてみるのも、いいと思います。

Q 主治医に「代替医療を併用したい」と伝えるべきでしょうか。また、伝えて反対されたら、どうしたらいいですか？

主治医に伝えるべきかどうかは、ケースバイケースとしかいいようがありません。私の場合、近隣の総合病院から紹介状をいただくケースもあります。「この患者さんを萬先生のところでちょっと診てください」と、主治医から直接ご紹介いただくこともあります。

このように、標準治療を専門とする医師のなかにも、代替医療に理解がある人はいらっしゃいます。けれども、圧倒的に少数派です。多くの場合、相談したところで「代替医療？　そんなの時間とお金の無駄ですよ」といわれてしまうでしょう。ちなみに、これは対応としてはましなほうで、「代替医療を受けるなら私は診ません。ほかの病院に行ってください」と診療を拒否される可能性もあります。

もし、あなたの主治医が代替医療否定派で、代替医療を希望するあなたをぞんざいに扱ったら、次のようにいってみてください。

「わかりました。先生がそうおっしゃるなら、私はどこにも行きません、先生の治療だけを受けます。その代わり、絶対に私を治してくださいね」

相手が黙ったらもう一押し、こういってみましょう。

「もし先生が、『治せない可能性がある』とほんの少しでも思っていらっしゃるのなら、私の命のことですから、私のやりたい治療法を受けてみてもいいですか。もちろん、どんな治療を受けているかはきちんとご報告します」

まあ、これは極端な例ですが、患者さんの命は患者さんのものです。主治医と信頼関係を築くことは重要ですが、医師の顔色をうかがったり、忖度したりする必要はまったくありません。

主治医にいい出しにくいなら、代替医療を行っている医師に先に相談してみてはいかがでしょうか。この場合は、今受けている治療のデータや資料を、できるだけもって行ってください。代替医療の医師のほうで、標準治療と併用可能な治療法についてアドバイスしてくれるはずです。

再び私のケースで恐縮ですが、患者さんの主治医に私からコンタクトをとり、情報を提供したり、ごあいさつしたりすることもあります。「○○さんという患者さんが当院にいらっしゃいまして、△△療法という代替医療を希望されています。△△療法は××をベースとした治療法で、○例の実績があり……(中略)…△△療法を併用することで、先生の治療を少しだけ当方でサポートさせていただければと思っております」という具合です。あくまでも先方の主治医がメイン、私が補助というスタンスで、丁重にお願いしています。

標準治療を行う医師と代替医療を行う医師が連携をとり合い、患者さんに最良の治療をお届けする。そんな日が、一日も早く訪れることを願ってやみません。

Q 「進行がんで完治は難しい」といわれ、緩和ケアをすすめられました。代替医療を受ければ治りますか?

医療技術の進歩により、がんは死に直結する病ではなくなりました。しかし、確実に完治できるような治療法はいまだ見つかっていません。代替医療にしてもそれは同様です。「治るか」「治らないか」でいったら、「わかりません」とお答えするほかありません。私のクリニックを訪ねてこられた患者さんに「治りますか?」と聞かれた際も、正直に「わかりません」とお伝えしています。

ただ、標準治療でできる治療がなくなった場合でも、試す価値のある代替医療があるかもしれません。そして、この「まだできることがある」という事実が、患者さんにとっては生きる希望になり得ます。

先日、子宮体がんの患者さんがクリニックにいらっしゃいました。子宮体がんが再発してリンパ節に転移しており、抗がん剤も効かないため、主治医からは緩和ケアをすすめられたといいます。けれど、患者さんは驚くほどお元気なのです。ご本人も、「こんなに元気なのに、緩和ケアしかないなんて信じられない」とおっしゃっていました。

闘病の末に亡くなるのは、ご本人にとっても、ご家族やご友人にとっても、悔しく、つらいことです。一方で、「ただ死を待つだけ」という状況もまた、想像を絶するつらさではないでしょうか。それは、暗闇のなかを行き先がわからないまま、さまようようなものです。

そのような過酷な状況に置かれた患者さんに、がん免疫サイクルをまわすというコンセプトのもと、今できる治療を提示するのが私の役目です。患者さんにとって、進むべき道があるというのは希望です。「まだやれることがあるんだ。あきらめなくていいんだ」。そう知ったとき、患者さんは誰もがほっとした表情を見せます。先ほどの子宮体がんの患者さんも、代替医療であればまだできる治療法があると知り、よろこんでいらっしゃいました。

希望はときに、驚くほどの生命力を引き出します。ただ死を待つのではなく、患者さんも医師も一丸となり、往生際悪く、死ぬまで希望をもって生きる。そのために何ができるのかを、これからも一意専心に模索していきたいと思っています。

Q　がんになったら、代替医療に理解がある先生に担当してもらいたいと思っています。そうした医師を探すコツはありますか？

ある医師が代替医療に理解があるかどうかを、患者さんの立場で知るのは難しいと思います。主治医に「ちなみに先生は、代替医療についてどう思いますか」と聞いて反応を見るしかないでしょう。あるいは、代替医療を提供している医療機関を受診して、代替医療に理解のある病院の医師を教えてもらうのも一つの方法です。

Q 代替医療を受けたいと思っています。悪徳クリニックの見極め方はありますか？

私のクリニックにいらっしゃる患者さんには、「ほかの治療法を全否定する医師や、ほかの医療機関の悪口ばかりをいうクリニックは避けたほうがいいですよ」とアドバイスしています。ほかを否定することで、患者さんを自分のクリニックに囲い込もうという意図が感じられるからです。

また、「免疫療法だけ」「遺伝子治療だけ」という具合に、一つの治療法だけに特化しているクリニックも、あまりおすすめしません。

3章でお話ししたように、がん発症の原因は、細胞が自死（アポトーシス）する仕組みにトラブルが起きている、または、がん免疫サイクルのどこかでトラブルが起きているためだと考えられます。ただ、今の医療技術では、がん発症の原因を一つにしぼり込めません。したがって、いくつかの治療法を組み合わせて行うのが主流です。たった一つの治療法でがんを完治できる可能性は、かなり低いでしょう。これが、一つの治療法だけに特化しているクリニックをおすすめしない理由です。

もちろん、患者さんがそのクリニックが提供している治療法を受けたいというのなら、話は別です。ただし、その場合も、ほかの医療機関でセカンドオピニオンを求めるといいでしょう。

Q　地方在住で、近くに代替医療を提供しているクリニックがあまりありません。どうやって調べたらいいでしょうか。

近隣に代替医療を提供しているクリニックがない場合は、同じ都道府県内、または、近隣の都道府県まで対象を広げて、オンライン診療を行っているクリニックを探してみましょう。そして、オンライン診療で状況を説明し、近くに代替医療を提供しているおすすめのクリニックがないか、聞いてみてください。代替医療をメインとしている医師同士は、案外、横のつながりがあるものです。

実際、私もオンライン診療をやっており、来院が難しい方には、その地域にある代替医療のクリニックをご紹介することもあります(もちろん、知っているクリニックがあれば、です)。

Q　家族ががんと診断されました。代替医療をすすめたいのですが、どうしたらいいでしょう。

不思議なことに、大半の患者さんが、家族や身内のアドバイスはまず聞きません。代替医療と聞いた瞬間、拒絶反応を示す方もいるでしょう。ですから、はじめにご家族の方が代替医療の医師のところへ行って、話を聞いてみてください。そして、その医師を信頼できると思ったら、今度は患者さんご本人を連れて行きましょう。

私の経験上、医師から直接話を聞くと、多くの患者さんは納得して治療を受けられます。それでも拒否する場合は、無理強いせず、本人の意思を尊重すべきかと思います。

Q 患者本人が「治療は何もしなくていい」といいます。どう対応したらいいでしょうか。

「治療は何もしなくていい」とおっしゃるがん患者さんは珍しくありません。その患者さんがもし、完全に悟りの境地に達していて、「自分は十分に生きた。だから治療は必要ない」と心の底からおっしゃっているのなら、それも一つの生き方かと思います。家族や医師が治療を強制するのは難しいかもしれません。

ただ、実際には、そこまで達観している患者さんはまれです。「治療は何もしなくていい」とおっしゃっている場合、これまでの経験上、三つのパターンに分けられます。

一つめは、がんと診断されたショックや副作用への恐怖から、「何もしなくていい」といっているパターンです。このような場合は、近年の医療技術の進歩や、副作用を軽減する方法、代替医療などの選択肢があることをわかっていただくのが先決です。とはいえ、家族がいくらいっても聞いてもらえない可能性が高いので、医師に説得してもらうといいでしょう。精神的に落ち着けば、治療に前向きに取り組んでくれるはずです。

二つめは、「標準治療以外の、代替医療などは一切しなくていい」というパターンです。こうおっしゃる患者さんの多くは、主治医との関係が良好です。医師を信頼しているからこそ、代替医療を受けたら主治医への裏切りになると考えているのでしょう。それほどまでに確固たる信頼関係が築けているのはすばらしいことです。安心して主治医におまかせしていいのではないでしょうか。もし、このようなケースで患者さんに代替医療をすすめたい場合は、主治医に相談して、主治医から患者さんに話してもらうのがいいかもしれません。

三つめは、「標準治療は絶対に受けたくない」というパターンです。病院嫌いの方や自然療法志向が強い方、副作用などへの恐怖が強い方によく見られます。私のクリニックにいらっしゃる患者さんの多くは、このパターンに該当します。

標準治療拒否派の患者さんには、標準治療との併用を謳う代替医療クリニックの受診をすすめてください。医師が代替医療と標準治療の併用のメリットを説明したうえで、標準治療へとつなげてくれるはずです。

Q 代替医療を毛嫌いする医師は、なぜ、代替医療を嫌うのでしょうか。

代替医療をよく知らないからでしょう。

アメリカでは、多くの医学校が代替医療に関する講義を実施しています。医学校を卒業して医師になったあとも、「医療へのアクセス法」により、代替医療について勉強せざるを得ません。

一方、日本の医大では、代替医療について学ぶ機会はほとんどありません。また、混合診療の禁止により、勤務医が患者さんに代替医療を実施するのは、現実として難しいものがあります。実施できない治療法を、多忙を押してわざわざ学ぶ医師は多くはないでしょう。

さらに、代替医療のなかには科学的根拠がまったく、もしくは、ほとんどないものがあるのも事実です。代替医療への見識がなければ、そうした悪徳療法を、代替医療のすべてと思い込んでしまっても仕方ありません。その結果、代替医療を毛嫌いするようになるのでしょう。

ただ、わずかずつではありますが、代替医療に関心をもつ医師、理解を示す医師が国内でも増えているように感じています。光免疫療法や免疫チェックポイント阻害療法など、一部の免疫療法が標準治療になったことが影響しているのかもしれません。私も微力ながら、代替医療の必要性をこれからも訴え続けていこうと思います。

Column

がん治療のキーワード

ここでは、がんの診療を受ける際に覚えておくと役立つ用語をご紹介します。なお、医師の話を聞いていてわからないことがあれば、納得できるまで聞きましょう。遠慮は禁物です。

生存率	がんと診断されてから、一定期間後に生存している確率のこと。「5年生存率が70%」なら、5年後、10人のうち7人は生きていることを意味します。ただし、この7人はがんが完全に治っているとは限りません。7人のなかには、完全に治った人もいれば、再発して治療中の人もいます。
寛解	がんによる症状が軽くなったり、消えたりして、安定している状態をいいます。このまま治る可能性もありますが、寛解＝治ったという意味ではありません。
完治、根治、治癒	体内からがん組織を完全に取り切れたと考えられる場合、「完治」「根治」「治癒」と表現します。がんでは、術後5年間再発しなければ、完治したものと見なされます。ただし、乳がんは10年が完治の目安です。

奏効率	ある治療を行って、がんが消失、または大きさが30%以上縮小した人の全体に占める割合が「奏効率」です。「この抗がん剤の奏効率は30%」といわれた場合、その抗がん剤でがんが消失・または30%以上縮小した人が、10人中3人いることを意味します。「がんが治る確率が30%」という意味ではありません。なお、がんが消失することを「完全奏効」、30%以上縮小することを「部分奏効」といいます。
治験	新しい薬を開発するために、人に投与して効果や安全性を調べる治療の試験のこと。無料で受けられるものもあれば、有料で受けられるものもあります。
予後	今後の病状についての見通しのこと。「予後がいい」「予後が悪い」というように使われ、前者なら「病気がよくなる可能性が高い」、後者なら「病気が悪くなる可能性がある」という意味になります。なお、「余命」という意味合いで使われる場合もあります。
余命	これから先、生きていられると思われる期間のこと。ただ、余命を推定する方法や根拠となるデータはさまざまなうえ、個人差もかなり大きいため、正確な余命宣告は困難です。

5章

がん検診は戦略的に受けよう

早期発見にがん検診は不可欠。しかし、過信は禁物

日本では、2人に1人ががんになり、3人に1人ががんで亡くなっています。「もしかしたら自分もがんかもしれない」と心配している方も多いのではないでしょうか。なかには、「万が一がんが見つかったら怖いから、健康診断やがん検診は一切受けていない」という方もいるかもしれません。けれど、それは本末転倒というもの。怖いからこそ、健康診断やがん検診は定期的に受けるべきです。医療技術の進歩により、がんは死に直結する病ではなくなりつつあります。早期発見、早期治療できれば、それだけ完治する可能性も高くなるのです。

ただし、健康診断や検診も完ぺきではありません。国や自治体が推奨する健康診断や検診は、基本的に、「できるだけ費用を抑え、可能な限り多くの人に検査を実施して病気を見つけ出す」ためのものです。医療費がかさんでいる日本の財政状況を考えれば、健康診断や検診においても費用対効果が重視されるのは仕方がないことかもしれません。しかし、費用対効果を重視するあまり、精度の低い検査が含まれていたり、検査そのものが流れ作業になっていたりするのも事実です。その結果、「定期的に健康診断や検診を受けていたのに、がんが見つかったときはステージⅣだった」というケースも残念ながらあります。したがって、本気でがんの早期発見を願うなら、自分に合った検査法を選んで、戦略的に受けることが重要です。

ところで、皆さんは「健康診断」「人間ドック」「検診」の違いをご存じでしょうか。「健診」（健康診断の略）と「検診」は読み方が同じなこともあり、「健康状態をチェックする方法」といった感じに漠然と理解している方も多いかもしれません。健康診断、人間ドック、検診はそれぞれ次のような違いがあります。

《健康診断、人間ドック、検診の違い》

○健康診断

全身の健康状態をチェックするために行われる検査です。「健診」とも呼ばれます。

企業に勤めている方は、労働安全衛生法に基づき、年に一度の定期健康診断の受診が義務づけられています。検査内容は、身体計測、血液検査、胸部X線、尿検査など基本的なものが中心で、費用は無料か定額です。生活習慣病の予防や早期発見を目的に、40〜74歳の人を対象に実施する「特定健康診査」（特定健診、メタボ健診）もあります。

職場などで健康診断を受けられない個人に対しては、市町村などの自治体が実施する健康診断があります。検査内容は、企業が実施するものとそれほど大きな違いはありません。

健康診断は基本的に、糖尿病、高血圧、脂質異常症などの生活習慣病の徴候を調べるもので、がんなどの特定の病気の発見を目的とした検査ではありません。「健康診断で異常がない」＝「がんの心配はない」ということではありませんので、注意が必要です。

○人間ドック

健康状態を見るという点では健康診断と同じですが、あくまで個人が任意で受けるものです。健康診断や特定健診の内容に加えて、胃カメラやCT、MRIなどの検査項目もあり、「がんドック」「脳ドック」「レディースドック」等、医療機関によってさまざまなコースがあります。人間ドックは基本的には自己負担です。しかし、最近は、費用を補助する企業もあります。

○検診

ある特定の病気を探すための検査です。がん検診、歯科検診などがあります。

さて、健康診断、人間ドック、検診の違いがわかったところで、がん種別のおすすめの検査方法をご紹介しましょう。

部位別がん死亡数（2019年）

	1位	2位	3位	4位	5位
男性	肺 53,338人	胃 28,043人	大腸 27,416人	すい臓 18,124人	肝臓 16,750人
女性	大腸 24,004人	肺 22,056人	すい臓 18,232人	胃 14,888人	乳房 14,839人
男女	肺 75,394人	大腸 51,420人	胃 42,931人	すい臓 36,356人	肝臓 25,264人

2019年「人口動態統計による全国がん死亡データ」

胃がん―胃内視鏡検査が有効

胃がんは、胃の壁の内側をおおう粘膜の細胞ががん化して、無秩序に増殖することで発生します。進行すると、粘膜の下にある粘膜下層、固有筋層と外側に進んでいき、やがて、大腸やすい臓にも広がります。

また、がん細胞がリンパ液や血液の流れに乗って胃から離れた臓器でがんになったり、おなかのなかにがん細胞が散らばる腹膜《ふくまく》播種《はしゅ》が起こることもあります。ほかに、胃の壁をかたく厚くさせながら広がる「スキルス胃がん」もあります。がんの死亡者数を部位別・男女別に見ると、胃がんは男性で第2位、女性で第4位となっており、男女ともに早期発見・早期治療が望ましいがんです。

一般的な健康診断や人間ドックでは、胃がん検診は、胃部X線検査、または胃内視鏡検査が行われます。胃部X線検査は、胃をふくらませるための発泡剤と、バリウム（造影剤)を飲んでから胃をX線で撮影し、画像で胃を観察する方法です。

胃内視鏡検査は、鼻または口から内視鏡を挿入し、胃のなかをライブで観察する検査です。いわゆる「胃カメラ」ですね。

「胃部X線検査はやったことがあるけど、胃内視鏡検査はやったことがない」という方のほうが多いかもしれませんが、私は胃部X線検査よりも、胃内視鏡検査をおすすめします。なぜなら、胃内視鏡検査のほうが、胃のなかをよりクリアに観察できるからです。

X線検査やCT、MRIなどで撮影した画像を見て、病気の有無や進行具合等を診断することを「読影」といいます。医師のなかには、胃部X線検査の画像からわずかな病変を見つけ出す、高い読影技術をもった人もいます。ただ、すべての医師がそうとは限りません。一方で、胃内視鏡検査なら、胃のなかの状態をよりはっきりと観察できます。私事ですが、最小で4㎜の胃がんを発見し、内視鏡治療したこともあります。さらに、胃内視鏡を入れれば必然的に食道もチェックできますから、食道がんの検査にもなります。

そもそも、胃部X線検査でなんらかの異常があれば、次は精密検査を受けることになります。胃がんの精密検査は、胃内視鏡検査が一般的です。であれば、はじめから胃内視鏡検査を受けたほうが効率がよいと、個人的には考えています。

なお、胃がんのおもな発生要因はピロリ菌(ヘリコバクター・ピロリ)の感染です。胃がんは

50歳以上の男性に多い傾向がありますが、男女ともに20代、あるいは30代のうちに一度、胃内視鏡検査を受けてピロリ菌感染の有無を調べておくといいでしょう。

胃がん検診でピロリ菌の感染が指摘された方は、ピロリ菌を除菌して陰性になるまでは、1年に1回のペースで胃内視鏡検査を受けることをおすすめします。ピロリ菌が陰性の場合は、2〜3年に1回のペースで受ければいいでしょう。

胃内視鏡検査は、次のような流れで行われます。

《胃内視鏡検査の流れ》

○検査前日

夕食は消化によい軽めの食事を、指定された時間までにとります。

○検査当日

検査終了まで、飲食、喫煙、薬の服用は禁止です。

検査は検査台に寝た状態で行われます。医師は内視鏡を鼻また

鼻から入れる胃カメラ(よろずクリニック)
https://www.youtube.com/watch?v=YdeySu65ksk

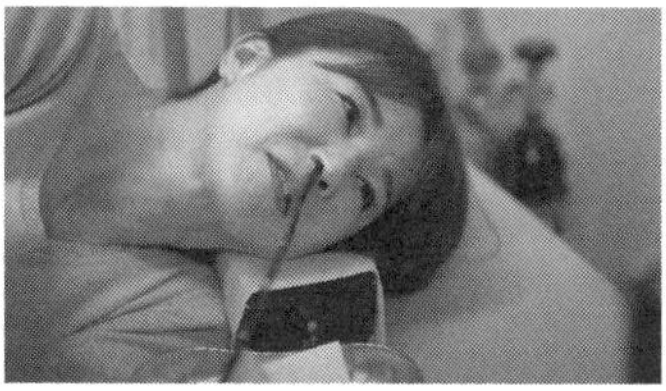

は口から挿入し、モニターで胃のなかを観察します。がんなどの病変が見つかった場合は組織を一部取り、病理検査で詳しく調べます。検査時間は5～15分ほどです。

医療機関によっては、検査前に胃の動きを止める薬や、鎮静剤を使用することもあります。

○検査終了後

鎮静剤を使用した場合は、効果が切れるまで30分～1時間程度休憩します。その後、検査結果の説明を医師から受けたら検査終了です。鎮静剤を使用した場合は、検査後は車を運転することはできません。

私のクリニックでは、胃内視鏡検査でピロリ菌の感染がわかった場合は、ピロリ菌を除菌する薬をお出しししています。薬を1週間服用していただき、その後、呼気(吐く息)テストでピロリ菌を除菌できたかをチェックします。ピロリ菌を除菌すれば胃のなかの炎症がおさまり、慢性胃炎などの症状も改善し、胃がんのリスクも減らせます。

さて、胃内視鏡検査については、苦しい、つらいというイメージをもつ方が多いようですが、後述の大腸内視鏡に比べると、胃内視鏡の難易度はそれほど高くはありません。とはいえ、鼻やのど、あるいは胃の形状には個人差があり、胃内視鏡が通りにくい方もいます。胃内視鏡検査に抵抗感がある方や、過去に苦しい思いをした方は、鎮静剤などを使用してくれる医療機関を選ぶか、大腸内視鏡検査もやっているクリニックを探してみてはいかがでしょうか。大腸内視鏡検査を行っているクリニックの医師であれば、胃内視鏡も上手なはずです。

最後に、鼻から胃内視鏡を入れた場合と、口から胃内視鏡を入れた場合との違いについて説明しておきましょう。鼻から入れる方法を「経鼻内視鏡」、口から入れる方法を「経口内視鏡」といいます。経鼻内視鏡のほうが、経口内視鏡よりもカメラの直径が小さくなっています。そのため、経鼻内視鏡のほうが苦痛は少ないといえるでしょう。

「経鼻内視鏡と経口内視鏡では、どちらががんを見つけやすいの？」と質問されることもありますが、これまでの研究では、がんの発見率に明確な差はないようです。ただ、経口内視鏡のほうがカメラの直径が大きく、その分、映像の質がよいため、医師にとっては経口内視鏡のほうがありがたい検査法といえます。

胃内視鏡検査の費用　1万7000～2万円前後（税込）

※人間ドックなどで、全額自己負担の場合の費用の目安です。

大腸がん――40歳をすぎたら大腸内視鏡検査を受けよう

大腸がんは、大腸（結腸・直腸・肛門）に発生するがんです。腺腫という良性のポリープががん化して発生するものと、正常な粘膜から直接発生するものがあります。がん死亡者数を部位別・男女別に見ると、大腸がんは男性で3位、女性で1位となっています（2019年「人口動態統計による全国がん死亡データ」より）。

大腸がんの怖いところは、早期の場合は自覚症状がほとんどない点です。また、一般的な健康診断や人間ドックでは、大腸がんの検診方法として「便潜血検査」が採用されていますが、便潜血検査だけでは、大腸がんの発見には不十分といわざるを得ません。

便潜血検査は便に血液が潜んでいるかを調べる検査です。たしかに、大腸がんの症状として便に血液が含まれることはあります。ただし、痔などの出血でも陽性になることがありますし、逆に大腸がんになっていても陰性となることもあります。

私は消化器内科医として多くの大腸がん患者さんを診療してきましたが、便潜血検査で大腸がんがわかったという方はそれほど多くありません。とくに、「便潜血検査のおかげで早期発見できた」という話はほとんど聞きません。「便潜血検査で大丈夫だったから」と過信しないようにしましょう。

私が大腸がんの検診としておすすめしたいのは、大腸内視鏡（大腸カメラ）による検査です。先述のとおり、大腸がんには良性のポリープががん化するものと、正常な粘膜から直接発生するものとがありますが、ポリープや早期のがんの多くは、大腸内視鏡で発見できます。そもそも、便潜血検査で異常が見つかった場合、大腸内視鏡による精密検査を受けることになります。また、海外では、便潜血検査を行わずに大腸内視鏡による検査を行う国もあります。つまり、最初から大腸内視鏡検査を受けたほうが、効率の面ではよいといえるのです。

大腸がんは通常、男女ともに40代以降で発症が増加する傾向があります。40歳をすぎたら、大腸内視鏡検査を一度受けておくといいでしょう。

なお、血縁関係者に大腸ポリープや大腸がんと診断された人がいる場合は、年齢にかかわらず早めに大腸内視鏡検査を受けてください。よく、「うちはがん家系だから」というせりふを耳にしますが、遺伝性のがんは、がん全体の５％にすぎません。ただ、大腸がんは遺伝性の要因が比較的大きいといわれます。したがって、血縁関係者に大腸ポリープや大腸がんと診断された人がいて、過去に大腸内視鏡検査を受けたことがない方、以前の検査から時間が経ってしまっている方は、大腸内視鏡検査を受けることをおすすめします。早期発見できれば内視鏡での切除が可能です。

さて、大腸内視鏡検査は、一般的に次のような流れで行われます。

《大腸内視鏡検査の流れ》

○検査前日

夕食は消化によい軽めの食事を、指定された時間までにとります。検査前日に下剤を服用することもあります。

○検査当日

検査終了まで、飲食、喫煙、薬の服用は禁止です。病院に着いたら、大腸をきれいにする下剤を合計２ℓほど飲みます。何度かトイレに行き、便が透明の液体のようになったら（水様便）、検査がはじまります。

医師は患者さんの肛門から内視鏡を挿入し、モニターに映る腸内をすみずみまで観察します。内視鏡を入れている時間は数十分程度です。検査前に鎮静剤（麻酔）を使用するケースもあります。また、検査中にポリープなどが見つかった場合は、ポリー

大腸内視鏡検査の様子（よろずクリニック）

https://www.youtube.com/watch?v=obJTfQ9VqK0

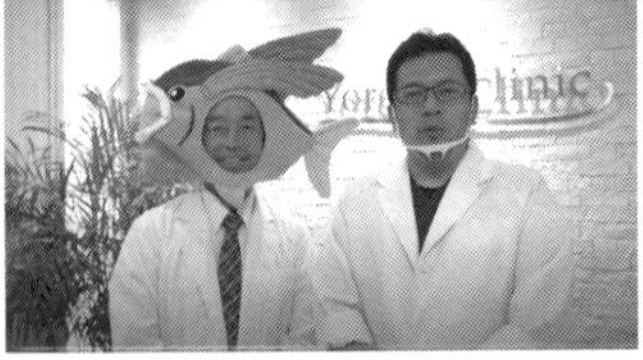

プの切除や、病変組織の採取を行うこともあります。

○検査終了後

鎮静剤を使用した場合は、効果が切れるまで30分〜1時間程度休憩します。その後、検査結果の説明を医師から受けたら検査終了です。鎮静剤を使用した場合は、検査後は車の運転はできません。

ところで、内視鏡検査と聞くと、「つらいのでは？」と心配される方も多いのではないでしょうか。実際に大変な思いをされた方もいるかもしれません。大腸内視鏡検査がつらいか、そうでないかは、率直にいって医師の腕次第です。

大腸は、途中でねじれていたり、大きくカーブしていたり、なかが狭くなったり広くなったりと、とても複雑な形状をしています。さらに、その形状のパターンは患者さんによってまったく違います。私は、開業前は総合病院に勤務し、消化器内科医として大勢の患者さんの大腸を見てきましたが、まれに、びっくりするほど形状が複雑で内視鏡医泣かせの方もいらっしゃいました。

つまり、大腸内視鏡は非常に難易度が高い検査なのです。したがって、大腸内視鏡の経験が浅い医師にあたると、なかなかつらい体験になってしまう可能性も……。また、大腸内視鏡の設備にもピンキリがあり、新しい設備のほうが検査をよりラクにする工夫がこらされています。ただし、新しい設備の導入にはかなりの費用がかかるため、すべての医療機関が導入しているとは限りません（もちろん、最新の設備を使わずとも、内視鏡検査が上手な医師もいます）。

いずれにしても、大腸内視鏡検査を受けるときは、病院および医師選びも重要になってきます。大腸内視鏡を受けたことがある知り合いに聞いたり、インターネットで口コミを調べたりして、大腸内視鏡検査に定評のあるところを選ぶといいでしょう。

大腸内視鏡検査の費用　2万～2万5000円前後（税込）

※人間ドックなどで、全額自己負担の場合の費用の目安です。

肺がん――非喫煙者も45歳をすぎたら一度CT検査を

のどから肺まで続く空気の通り道を「気管」といいます。肺は左右に一つずつあり、気管は肺のなかに入ると二つに分かれて「気管支」となります。気管支は肺のなかでさらに細かく枝分かれしていて、その先端付近には、空気が入った小さな袋がぶどうの房のようについています。この空気が入った小さな袋を「肺胞」と呼びます。

肺がんは、気管支や肺胞の細胞がなんらかの原因でがん化することで起こる病気です。肺がんが進行すると、がん細胞が血液やリンパ液の流れに乗って、リンパ節や反対側の肺、骨や脳、肝臓などに転移することもあります。

肺がんは、ほかの部位のがんに比べて死亡率が高いことで知られています。がんの死亡者数を部位別・男女別に見ると、男性で1位、女性で2位となっています（2019年「人口動態統計による全国がん死亡データ」より）。このように死亡率の高い肺がんですが、もちろん、早期発見、早期治療ができれば治る可能性は高くなります。そして、早期発見のためには、精度が高い胸部CT検査をおすすめします。

現在、肺がん検診の方法としては、胸部X線検査（胸部レントゲン検査）が一般的です（喫煙者の方は、あわせて喀痰《かくたん》細胞診を行います）。しかし、胸部X線検査はからだの正面から撮影するため、肺が心臓や横隔膜、血管などの後ろに隠れてしまっている部分は映りません。胸部X線写真に写る肺は全体の8割程度といわれます。これはつまり、心臓や血管などの後ろに隠れてしまっている部分にがんが発生していたら、胸部X線検査ではまず発見できないということです。また、胸部X線検査では、ごく早期の小さながんの発見は難しいといわざるを得ません。

一方、胸部CT検査は、X線を使ってからだの輪切り画像をつくる検査方法なので、胸部X線検査ではわかりにくい小さながんも、発見しやすくなります。肺がんは中高年が発症しやすいがんなので、45歳をすぎたら、喫煙者、非喫煙者にかかわらず、一度、胸部ＣＴ検査を受けるといいでしょう。ただし、胸部ＣＴ検査は胸部Ｘ線検査に比べると被ばく線量がやや多いため、３〜４年に１回を目安に受けることをおすすめします。

《胸部ＣＴ検査の流れ》

○検査前日

胸部ＣＴ検査は、大腸内視鏡検査や胃内視鏡検査と違って、事前の食事制限などはありません。

○検査当日

衣服、からだについている金属類を外します。場合によっては検査着に着替えます。その後は、患者さんは検査台にあお向けで寝るだけです。検査台がドーナツ状のＣＴ装置のなかに移動し、検査を開始します。検査時間は10分ほどです。

胸部ＣＴ検査の費用　**１万２６５０〜１万７２８０円前後（税込）**

※人間ドックなどで、全額自己負担の場合の費用の目安です。

すい臓がん、肝臓がん、胆のうがん、肝内胆管がんなど――腹部超音波検査を受けよう

がんの死亡者数を部位別に見ると、1位は肺がん、2位は大腸がん、3位は胃がん、4位はすい臓がん、5位は肝臓がんとなっています。(2019年「人口動態統計による全国がん死亡データ」より)。

すい臓は、長さ20㎝ほどの細長い臓器で、からだの正面から見ると胃の後ろにあります。このすい臓にできるがんをすい臓がんといい、多くは、すい臓のなかを網の目のように走っている「すい管」という細長い管の細胞から発生します。

肝臓がんは、そのほとんどは、肝臓の細胞ががん化することで起こります。一般的に、「肝臓がん」(肝がん)というと、「肝細胞がん」を指します。

前述の部位別死亡者数からわかるように、すい臓がん、肝臓がんはどちらも死亡数の多いがんです。さらに、初期には自覚症状がほとんどありません。それにもかかわらず、大腸がん、胃がん、肺がんと違って、国が指針として定める検診はなく、自衛するには、すい臓がん検診、肝臓がん検診を任意で受けるしかありません。

すい臓がん、肝臓がんともに、早期発見のためにまず受けていただきたいのは、腹部超音波

検査（腹部エコー）です。腹部超音波検査とは、プローブと呼ばれる端子を腹部にあてて、臓器に反射した超音波を画像にして観察する方法のこと。ＣＴ検査と違って被ばくのリスクも少なく、検査費用も５５００円程度ですみます。

とくに、肝炎ウイルスが陽性の方、過去に陽性だったことがある方、また、アルコール性肝炎の方、脂肪肝の方は、定期的に腹部超音波検査を受けるようにしましょう。肝臓がんは、Ｂ型やＣ型の肝炎ウイルスに感染して炎症が長く続き、肝細胞の遺伝子に異常が起こることで発症するケースが少なくないからです。合わせて、肝炎、肝硬変を改善する治療も受けてください。肝臓がんの予防につながります。

このほか、胆のうがんや腎臓がんの検査としても、腹部超音波検査はおすすめです。

《腹部超音波検査の流れ》

○検査前日

基本的に、前日の食事制限などはありません。

○検査当日

検査当日は朝食または昼食の制限があります。検査を受ける医療機関の指示にしたがってください。検査は、検査台の上にあお向けに寝た姿勢で行われ、服は上着をめくるなど、腹部が見えるような状態にします。医師は腹部にゼリーを塗り、プローブをあてながら肝臓やすい臓などを観察します。検査時間は20分ほどです。

腹部超音波検査の費用

5500円前後(税込)

※人間ドックなどで、全額自己負担の場合の費用の目安です。

なお、すい臓がんに関しては、腹部超音波検査では一部見えにくいところがあり、見逃しのリスクがあります。超音波検査で異常がなくても不安な場合は、造影剤を使用しての腹部CT検査も行うといいでしょう。腹部CT検査を任意で受ける場合、費用はおよそ1万円が目安です(造影剤ありの場合)。

また、すい臓がん検診はリキッドバイオプシー(215ページ)も有効です。

乳がん—マンモグラフィ検査に超音波検査をプラス

乳がんは、乳房にできるがんです。多くは、乳汁(母乳)を乳頭まで運ぶ「乳管」に発生します。

女性がかかるがんを部位別に見ると、1位が乳がん、2位が大腸がん、3位が肺がん、4位が胃がん、5位が子宮がんとなっています(2017年国立がんセンターがん情報サービス)。一方、がんの死亡者数を部位別・男女別に見ると、女性の第1位は大腸がん、2位は肺がん、3位はすい臓がん、4位は胃がん、5位が乳がんです。つまり乳がんは、女性がかかりやすいがんではあるものの、早期発見、早期治療ができれば、死亡率は低いがんだといえます。

乳がん検診の主流はマンモグラフィ検査(乳房X線検査)です。乳房を片方ずつプラスチックの板で挟んで撮影し、小さいしこりや石灰化がないかを観察します。厚生労働省は、40歳以上の女性は2年に1回マンモグラフィ検査を受けるようすすめていますが、残念ながら、マンモグラフィ検査で乳がんが見逃されるケースも少なくありません。

ではなぜ、見逃しが起きてしまうのでしょうか。理由は、乳腺もがんも、X線写真では白く写るからです。とくに、乳腺の密度が高い人のX線写真は、乳房全体がほぼ真っ白に写り、乳腺とがんの見分けが非常に難しいのです。ですから、マンモグラフィ検査で「異常なし」と判断されたからといって、油断は禁物です。じつはそれは、「異常があるかどうか判断できなかった」という意味かもしれません。

そこで、乳がん検診を受ける場合は、マンモグラフィ検査に超音波検査を加えるといいでしょう。超音波検査は乳腺の密度に影響を受けません。マンモグラフィ検査と超音波検査のダブルチェックで、見逃しのリスクが低くなります。

乳がん検診は、厚生労働省の推奨どおり、40歳以上になったら定期的に受けるようにしましょう。ただし、近親者に乳がん患者がいる方は、40歳未満であっても、検査を定期的に受けることをおすすめします。乳がんのなかには遺伝性のものがあるからです。検査の頻度は一般の方なら2年に1回、遺伝性だとわかっている方は1年に1回が目安です。

《マンモグラフィ検査の流れ》

○検査前日

食事制限などはとくにありません。

○検査当日

患者さんはアクセサリー類を外して上半身の衣類を脱ぎ、検査機の前に立ちます。医療従事者が乳房をプラスチックの板に挟んで固定したら、機械がプラスチックの板を圧迫して乳房を撮影します。1方向から撮影する場合は、撮影回数は右乳房1回、左乳房1回となります。撮影所要時間は約10分です。

マンモグラフィ検査の費用　４１８０〜６０００円前後（税込）

※人間ドックなどで、全額自己負担の場合の費用の目安です。多くの市町村では、マンモグ

ラフィ検査の費用を公費で負担しているため、一部の自己負担で受けることができます。

《乳房超音波検査の流れ》

○検査前日

食事制限などはとくにありません。

○検査当日

上半身の衣類を脱ぎ、検査台の上にあお向けに寝ます。検査技師が胸部にゼリーを塗り、プローブをあてながら乳房を観察します。検査時間は15分ほどです。

乳房超音波検査の費用　**3080～5000円前後（税込）**

※人間ドックなどで、全額自己負担の場合の費用の目安です。多くの市町村では、乳房超音波検査の費用を公費で負担しているため、一部の自己負担で受けることができます。

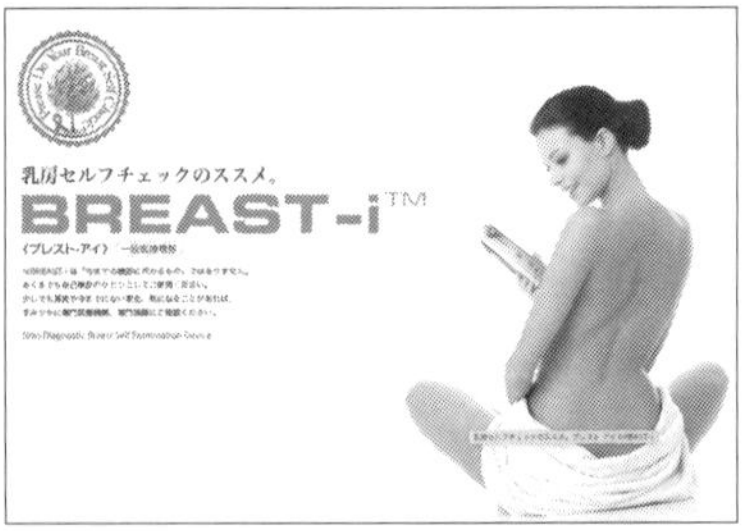

ブレストアイ（ブレストテスト）
https://www.d-ss.net/breast-i/

ここまで医療機関で受けられる検査について説明してきましたが、乳がんの早期発見には、乳房を自分でさわってチェックする自己検診も非常に有効です。自己検診の方法はインターネットなどで紹介されていますので、参考にしながら定期的に行いましょう。

また、乳がんをチェックする機器「ブレストアイ」のようなツールを使うのも手です。3章でお話ししたように、がんのまわりには異常な血管（新生血管）ができています。ブレストアイは、最新のLED技術で乳房のなかを照らして血管を可視化し、新生血管ができているかどうかを確認できます。新生血管と思《おぼ》しきものがあれば、がんができている可能性が疑われます。ブレストアイでの自己検診を習慣にすれば、乳がんの早期発見につながるかもしれません。

子宮がん――20歳以上は2年に1回、子宮頸がん検診を

子宮がんは、女性特有のがんです（乳がんは男性がなる場合もあります）。女性がかかるがんを部位別に見ると、1位が乳がん、2位が大腸がん、3位が肺がん、4位が胃がん、5位が子宮がんとなっています（2017年国立がんセンターがん情報サービス）。

子宮がんには、子宮の入り口（子宮頸部）にできる「子宮頸がん」と、子宮体部（妊娠中に赤ちゃんが育つ場所）にできる「子宮体がん」があります。

厚生労働省は、20歳以上は2年に1回、子宮頸がん検診を受けるよう呼びかけており、ほとんどの市町村で、一部の自己負担のみで検診を受けられます。子宮頸がんは検診で見つかりやすいがんの一つですので、成人女性は必ず受けるようにしましょう。

子宮頸がん検診では基本的に視診・細胞診が行われます。

《子宮頸がん検診の流れ》

○検査前日

食事制限などはとくにありません。ただし、正しい結果が得られにくくなるため、生理中は避けたほうがいいでしょう。

○検査当日

下半身の衣類を脱ぎ、検査台に座ります。医師が膣鏡を膣内に挿入し、子宮頸部を観察します(視診)。その後、ブラシやヘラなどで子宮頸部を優しくこすり、細胞を採取します(細胞診)。検査時間は3分ほどです。採取した細胞は、検査士が顕微鏡でチェックし、異常な細胞があれば、専門医が診断します。

子宮頸がん検診の費用

5500〜8580円前後（税込）

※人間ドックなどで、全額自己負担の場合の費用の目安です。ほとんどの市町村では、子宮頸がん検診の費用を公費で負担しているため、一部の自己負担で受けることができます。

なお、子宮頸がんの検診には、子宮体がんの検査は含まれていないので注意が必要です。子宮体がんの検査を受けたい場合は、基本的に任意で受けることになります。子宮体がんの発症には女性ホルモンが関係しているため、ホルモンバランスが崩れやすくなる閉経後の女性や、近親者に乳がんや大腸がんの経験がある方は、子宮体がんを発症しやすい傾向があります。あてはまる方は、子宮体がんの検診が必要かどうか、婦人科医に相談してみるといいでしょう。

検査の流れは、子宮頸がん検診とほぼ同じです。費用は医療機関によって異なりますが、5000円ほどが目安となります。

PET-CTと腫瘍マーカーについて

医療機関によっては、PET-CTや腫瘍マーカーをがん検診のオプションとして選べることがあります。

2章でお話ししたように、がん細胞は「嫌気性解糖系」という、正常な細胞とは違った方法でエネルギーを生み出しています。嫌気性解糖系によるエネルギー産生は非常に効率が悪く、エネルギー産生の材料であるグルコース(ブドウ糖)を正常な細胞よりも多く必要とします。このように、ブドウ糖を多く必要とするというがん細胞の性質を利用した検査を、PET検査といいます。ブドウ糖が多く集まったところは、画像上で光って見えます。PET-CT検査は、PET検査に、臓器などの「形」から病気の有無を調べるCT検査を融合したものです。

検査は次のような流れで行われます。

《PET-CT検査の流れ》

○検査前日

食事制限などはありません。

○検査当日

ブドウ糖の代謝状況を正しく把握するために、検査前5~6時間は食事、糖分を含んだ飲み物の摂取は禁止です。検査1~2時間前に、ブドウ糖を含んだ薬剤を注射し、安静に過ごします。

その後、検査台にあお向けに寝ます。検査台がドーナツ状のCT装置のなかに移動し、検査を開始します。検査時間は30~40分ほどです。

○検査終了後

検査に使用した薬剤は、尿に含まれて排出されます。検査終了後は水分を多めにとり、排尿を促す必要があります。また、検査後はからだから微量な放射線が出ています。検査当日は、12歳以下のお子さんや妊婦の方とは2～3m距離を空けて接することが必要です。

PET-CT検査の費用　9万6800～10万4600円前後（税込）

※人間ドックなどで、全額自己負担の場合の費用の目安です。

ＰＥＴ-ＣＴ検査では、がんの位置、大きさ、活動状況などがわかります。頭頸部のがん、甲状腺がんのほか、がんの可能性が疑われながらほかの検査で病巣が発見できない場合や、がんの転移・再発を調べるのに有効ですが、苦手分野もあります。たとえば、ＰＥＴ-ＣＴ検査は胃がんを見つけにくく、とくに早期の胃がんの発見は、胃内視鏡検査に軍配が上がります。ほかに、肺がん、前立腺がん、腎臓がん、膀胱がんもＰＥＴ-ＣＴ検査は得意とはいえません。また、ＰＥＴ-ＣＴ検査は被爆のリスクもあります。したがって、健康診断や人間ドック、がん検診の基本的な検査をスキップしてＰＥＴ-ＣＴ検査だけを毎年受けるような方法は、あまりおすすめできません。全身のがんリスクを調べたいのであれば、後述するリキッドバイオプシーを利用するといいでしょう。

腫瘍マーカーは血液検査の一種です。がん、あるいは、がんに反応してからだがつくり出している特定の物質を調べて、その数値でがんの有無を判断します。腫瘍マーカーは、がん治療の効果や、転移・再発の有無を調べるときにも使われますが、近年、がんの早期発見を目的として任意で受けられる医療機関もあります。ただ、腫瘍マーカーは、がんの早期発見にさほど有効とは思えません。なぜなら、がん患者さんでも腫瘍マーカーが上がらないケースがかなりあるからです。

唯一、腫瘍マーカーががんの早期発見に役立つのは、前立腺がんでしょう。腫瘍マーカーの一種に「ＰＳＡ」というものがあり、この数値が高いと前立腺がんの可能性が高く、早期発見につながったというケースも実際にあります。しかし、ほかのがんに関しては、早期発見につながらない場合が多いのです。前立腺がんが心配な方以外は、ほかの検診を利用することをおすすめします。ただし、すでに腫瘍マーカーを受けていて、正常値をはるかに超えて高い数値があれば、必ず精密検査を受けるようにしてください。

がんの超早期発見に役立つ「リキッドバイオプシー」

現在、がん診療の現場で注目を集めているのが「リキッドバイオプシー」です。リキッドバイオプシーとは、血液、尿、だ液、便などの体液サンプルを用いて、がん診断に役立てる技術です。liquidは「液体」、biopsyは「生検」（病変の一部を採って顕微鏡で詳しく調べる検査）を意味します。

リキッドバイオプシーには、さまざまなメリットがあります。まず、患者さんの心身への負担の少なさです。たとえば、大腸がんや胃がんの検査方法としては内視鏡検査がおすすめですが、内視鏡という異物を体内に挿入するため、どれだけ技術の高い医師が行ったとしても、患者さんのからだにある程度の負担がかかります。X線検査やCT検査、マンモグラフィ検査などは、健康に害がない量とはいえ、被ばくのリスクがあります。

このような負担がリキッドバイオプシーの場合はほとんどありません。加えて、内視鏡検査やX線検査などでは見つかりにくい、ごく小さながんの超早期発見につながるケースもあります。リキッドバイオプシーは、今後のがん診断の要になるはずです。

ただし、「リキッドバイオプシーを受けたら、健康診断や人間ドックは受けなくてもいい」

図17：がん細胞の発育と検査

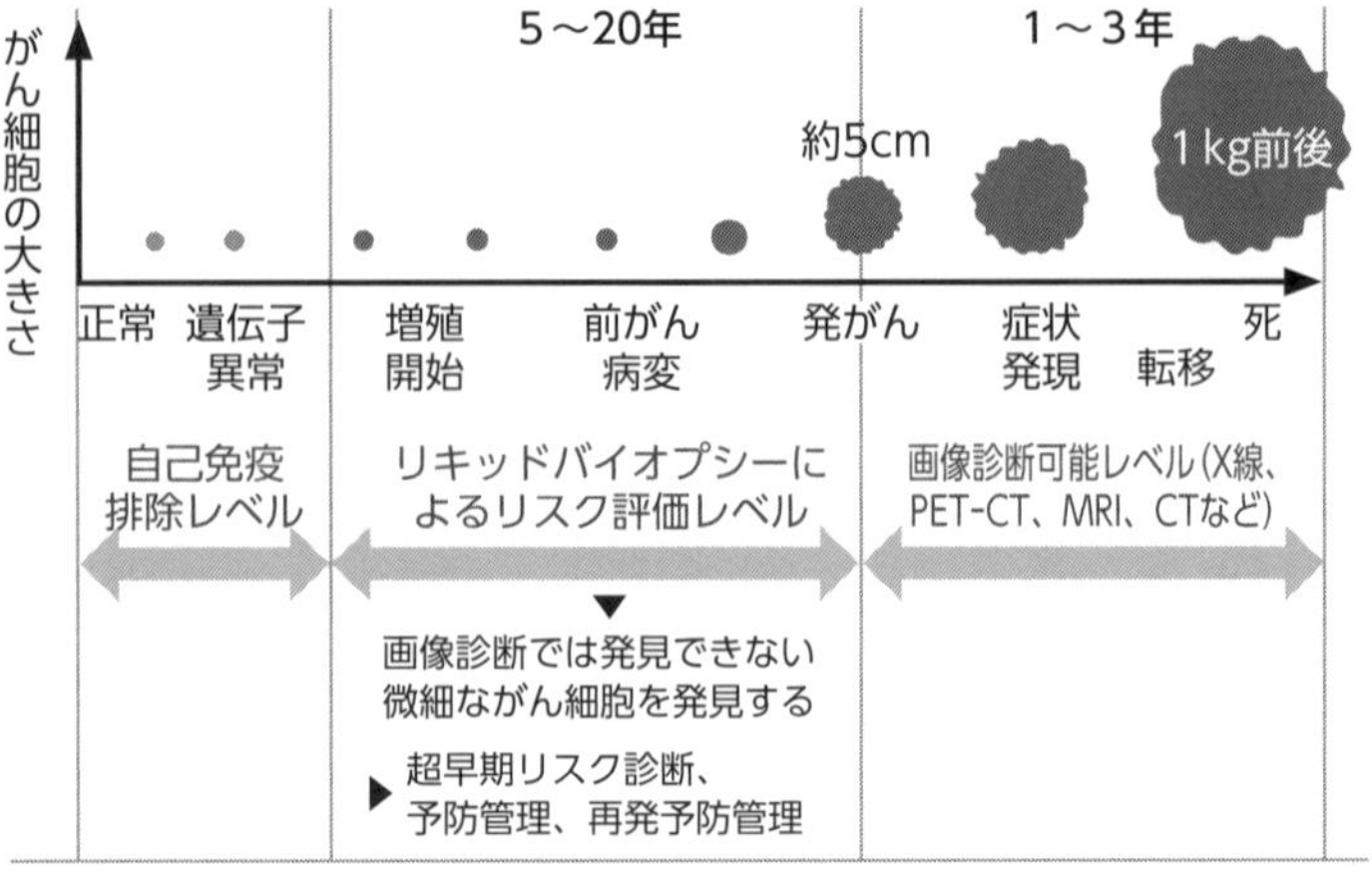

というわけではありません。リキッドバイオプシーは開発途上の分野です。検査の結果、必ずがんを発見できるわけでも、がんでないことを100％保証するものではありません。たとえば、次のいずれかにあてはまるような場合に利用するといいでしょう。

○健康診断や人間ドックでは今のところ異常はないけれど、がんの発症リスクを知りたい方

○健康診断や人間ドックの通常の検査項目にはないがんのリスクを知りたい方

○近親者にがん患者がいるので、がんを発症しないか心配な方

○妊娠中などの理由で、放射線を用いた検査が受けられない方

○がんの治療後、再発や転移が心配な方

いずれにしても、健康診断や人間ドックをきちんと活用したうえで、プラスアルファとしてリキッドバイオプシーを受けるのが賢いやり方です。ではここからは、代表的なリキッドバイオプシーについて説明していきましょう。

リキッドバイオプシーは、全身のがんのリスクをチェックするものと、がんリスクの高い部位や臓器を特定するものとに大別できます。まずは、全身のどこかにがんがあるかどうか、そのリスクをチェックできるリキッドバイオプシーをご紹介します。

なお、全身のがんリスクがわかるタイプのリキッドバイオプシーは、検査の対象となっているがんが体内にあるかどうか、その可能性を調べる検査です。がんの種類やステージの判定はできません。

プロテオ超早期がんリスク検査

現在、全身のがんリスクを調べる方法として注目を集めているのが「プロテオ超早期がんリスク検査」(以下、プロテオ検査)です。プロテオ検査は、血液中にヌクレオソームという物質が含まれているかどうかを調べます。がん細胞が免疫細胞に攻撃されると、ヌクレオソームが血液中に溶け出して増加します。つまり、ヌクレオソームが血液中にたくさんあるということは、それだけ、体内でがん細胞ができていることを意味します。

本書をここまで読んでくださった方であれば、「がん細胞が免疫細胞に攻撃されているということは、免疫サイクルがまわっている証拠なのだから、ヌクレオソームが血液中にあっても問題ないのでは？」と思われるかもしれません。しかし、がんのリスクがない健康な人や良性腫瘍の場合は、血液中に含まれるヌクレオソームはとても少ないことがわかっています。つまり、ヌクレオソームが多いということは、がん細胞の増殖が免疫の働きを上まわっている可能性が高いのです。

プロテオ検査では、まず、採血キットで指先などから微量（30μℓ）の血液を採取します。採血した血液は専門機関で検査を行い、がんのリスクをC（リスク高）、B（要観察）、A（リスク低）の3段階で判定します。C判定であれば、肺がん、乳がん、胃がん、

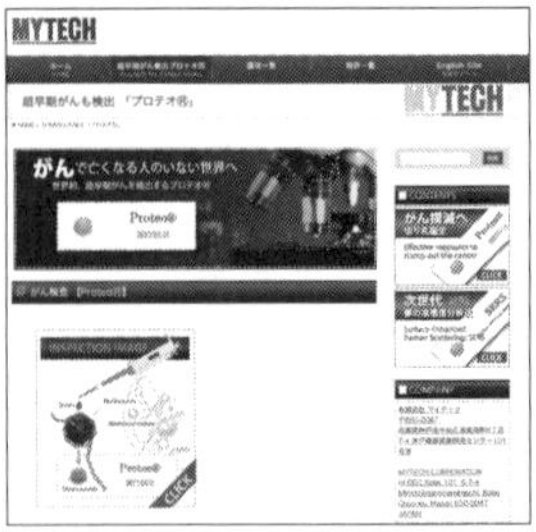

プロテオ検査（有限会社マイテック）
https://jpn-mytech.co.jp/?page_id=32

すい臓がん、肝臓がん、大腸がん、舌がん、甲状腺がん、腎臓がん、前立腺がん、子宮がん、卵巣がんなど、いずれかの固形がんである可能性があります。

先述のとおり、リキッドバイオプシーは発展途上の分野です。「A判定なら、がんになる心配はゼロ」「C判定だから、絶対にがんが発症している」と確約するものではありません。しかし、ごく初期、ステージ0からがんの有無や進行度を判定できます。これは大変画期的です。超早期に発見して早期治療につなげられれば、それだけ効果的な治療が望めます。健康診断や人間ドックに組み合わせて行えば、早期がんを見逃すリスクを減らせるでしょう。私は健康診断、人間ドックにプラスする形で、プロテオ検査を毎年受けています。

プロテオ超早期がんリスク検査の費用　**6万3800円(税込)**

※プロテオ検査の対象は固形がんのみとなります。

ドッグラボ

犬の嗅覚は、人間のそれよりもはるかにすぐれているといわれます。そんな犬のずば抜けた嗅覚を利用して、がんのリスクを判定するのが「ドッグラボ」です。検査方法はとてもシンプルで、「呼気採取バッグ」に息を吐いて入れ、呼気を閉じ込めたら、検査機関に送るだけ。検査機関では、普通の犬以上に鋭い嗅覚をもち、特殊な訓練を受けた「がん探知犬」が、呼気にがん特有のにおいが含まれていないかを探知します。

がん探知犬のがんの発見感度は非常に高く、初期の自覚症状がほとんどないといわれるすい臓がんを、ステージ0から発見した実績もあります。ドッグラボは13種の固形がん（肺がん、食道がん、胃がん、大腸がん、肝臓がん、胆管がん、すい臓がん、腎臓がん、膀胱がん、前立腺がん、乳がん、子宮がん、卵巣がん）のほか、悪性リンパ腫、白血病も対象となっていますので、血液のがんを含む全身のがんのリスクを調べたい方は、まずは、ドッグラボでがんの有無を調べてみてもいいかもしれません。

ドッグラボの費用

3万8000円（税込）

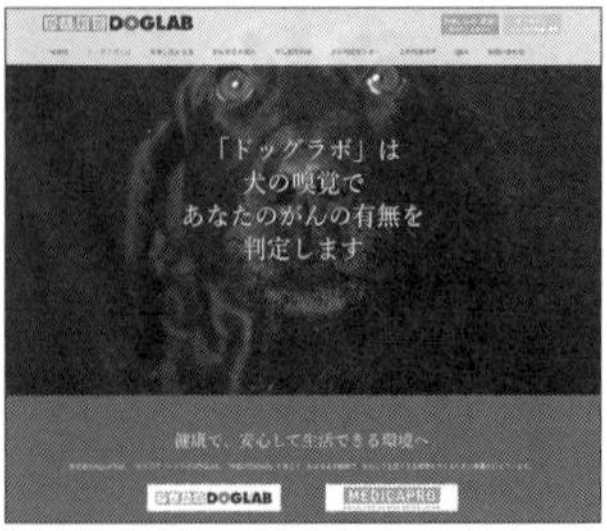

がん判定DOGLAB（株式会社AQuA）
https://doglab.jp/doglab/

N-NOSE（線虫尿検査）

「N-NOSE」は、線虫が尿のにおいでがんの有無を判定する検査です。線虫は、土壌などに生息する微小生物です。犬よりすぐれた嗅覚をもち、がん患者さんの尿に含まれる特有のにおいをかぎ分けます。N-NOSEは、線虫のこの性質を利用し、現時点でのがんのリスクを判定します。がん患者を「がん」と判定する確率（感度）は86・3%、健常者を「がんではない」と判定する確率（特異度）は90・8%ということですから、信ぴょう性の高い検査といっていいでしょう。線虫は、ステージ0〜Ⅰの早期がんにも反応するとのことです。

なお、N-NOSEでは15種類のがん（胃がん、大腸がん、肺がん、乳がん、子宮がん、すい臓がん、肝臓がん、前立腺がん、食道がん、胆のうがん、胆管がん、腎がん、膀胱がん、卵巣がん、口腔・咽頭がん）のどれかがある可能性を調べる検査です。がん種やステージの判定はできません。

N-NOSE（株式会社HIROTSUバイオサイエンス）

https://www.n-nose.com/

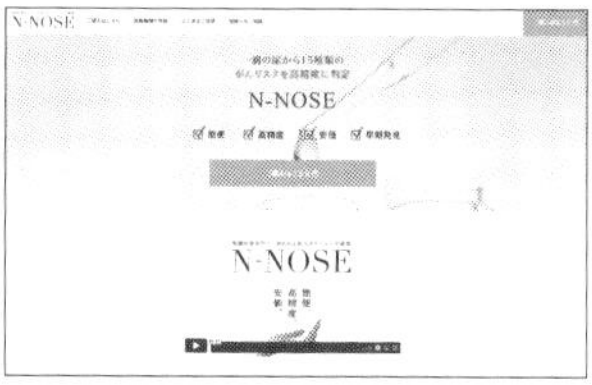

N-NOSEは、N-NOSEを導入している医療機関や健診センターで受けることができます。興味がある方は、N-NOSEのWEBサイトで導入施設を確認し、最寄りの施設に申し込むといいでしょう。

N-NOSEの費用

1万1150円(税込)

ここまでご紹介した「プロテオ超早期がんリスク検査」「ドッグラボ」「N-NOSE」は、全身のどこかにがんがあるかどうかのリスクを判定するリキッドバイオプシーです。次に取り上げるのは、特定のがんを対象としたリキッドバイオプシーです。「近親者に乳がんになった人がいるから、乳がんのリスクをとくに知りたい」というような場合は、特定のがんを対象としたリキッドバイオプシーを利用してみてはいかがでしょうか。

アミノインデックスがんリスクスクリーニング(AICS)

「アミノインデックスがんリスクスクリーニング」は、味の素グループが開発したがん検査です。この検査で調べるのは、血液中のアミノ酸の濃度です。血中アミノ酸濃度は、健康な人では一定に保たれており、そのバランスは厳密にコントロールされています。一方、がんになると早期の段階からそのバランスが変化することがわかっています。この性質を利用して、特定のがんに罹患しているリスクを判定します。なお、アミノインデックスがんリスクスクリーニング検査の対象となるがんは、男性と女性で異なります。

《アミノインデックスがんリスクスクリーニングの対象となるがんの種類》

男性：胃がん、肺がん、大腸がん、すい臓がん、前立腺がん
女性：胃がん、肺がん、大腸がん、すい臓がん、乳がん、子宮がん・卵巣がん

アミノインデックスがんリスクスクリーニングを受けると「胃がん、肺がん、大腸がんになるリスクは普通の人の0・3倍で低いけれど、すい臓がんになるリスクが11・6倍も高い」という具合に、がんの種類ごとにリスクがわかります。一度の採血（5㎖）で複数のがんのリスクがわかることもあり、健康診断や人間ドックのオプションとして導入している医療機関もあります。

検査を希望する場合は、アミノインデックスがんリスクスクリーニングを行っている医療機関をインターネットなどで調べ、直接申し込みます。

アミノインデックスがんリスクスクリーニングの費用

2万5740円(税込)

マイクロアレイ血液検査

　近年、がんのリキッドバイオプシーで研究が進んでいるのが、血液中のメッセンジャーRNA(mRNA)に着目した検査です。メッセンジャーRNAは、細胞内でたんぱく質をつくるために必要な指令を出す遺伝物質です。メッセンジャーRNAは数万種類あり、がん細胞があるときは数千種類のメッセンジャーRNAが特定のパターンで現れることがわかっています。この特定のパターンを調べ、がんの有無を調べるのが「マイクロアレイ血液検査」です。

　マイクロアレイ血液検査で調べられるのは、早期発見が難しいとされるすい臓がんと胆道がん、罹患数が多い胃がんと大腸がんの四つです。すい臓がんと胆道がんは、初期には自覚症状

マイクロアレイ血液検査(よろずクリニック)

http://yorozu-cl.com/microarray.html

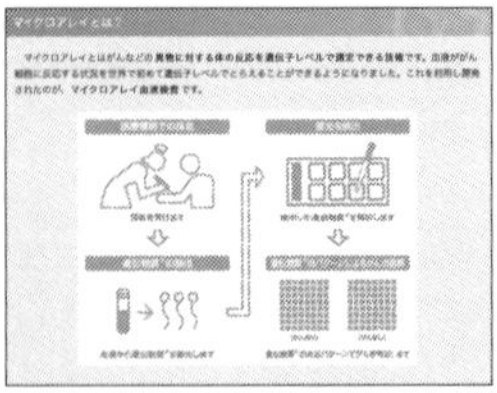

がほとんどなく、早期発見が難しいことで知られています。それにもかかわらず、一般的な健康診断や人間ドックでは検査項目に入っていません。すい臓がんの検査方法としては超音波検査や腹部CTがおすすめですが（203ページ）、その前段階の一次検査として、マイクロアレイ血液検査を利用するといいかもしれません。同様に、胆道がんが心配な方も、一次検査としてマイクロアレイ血液検査を利用してみるといいでしょう。

検査を希望する場合は、マイクロアレイ血液検査を取り扱っている医療機関をインターネットなどで調べ、直接申し込みます。検査に必要な血液は5㎖程度です。

マイクロアレイ血液検査の費用

13万2000円（税込）

マーナ検査（mRNA発現解析検査）

マイクロアレイ血液検査と同様に、メッセンジャーRNA（mRNA）に着目した検査です。がん関連遺伝子の血液中にメッセンジャーRNAがどれくらい発現しているかを測定し、男性は8種類、女性は11種類のがんの発症リスクを予測・評価します。

《マーナ検査の対象となるがんの種類》

男性：食道がん、胃がん、胆道がん、肝臓がん、肺がん、すい臓がん、大腸がん、前立腺がん
女性：食道がん、乳がん、胃がん、肝臓がん、子宮頸がん・子宮体がん、肺がん、大腸がん、胆道がん、すい臓がん、卵巣がん

女性の場合、一般的な健康診断や人間ドックでは検査項目に入っていない子宮体がんのリスクを調べられるので、子宮体がんが心配な方は、定期的に受けてみるといいかもしれません。

さらにマーナ検査では、「SIRT1遺伝子」の活性度もわかります。SIRT1遺伝子は、老化抑制や寿命延伸効果に関わる可能性があるといわれている「長寿遺伝子」の一つです。現在の生活習慣を続けた場合、健康長寿の可能性が高いか、そうでないかがわかります。

検査を希望する場合は、マーナ検査を取り扱っている医療機関をインターネットなどで調べ、直接申し込みます。検査に必要な血液は2・5㎖程度です。

マーナ検査の費用　13万2000～14万3000円前後（税込）

ミアテスト

マイクロアレイ血液検査とマーナ検査はメッセンジャーRNAを調べる検査でしたが、ミアテストはマイクロRNAを調べる検査です。血液中のマイクロRNAの量の変化を測定することで、「がん」や「アルツハイマー型認知症」などの疾患を早期に発見できます。

ミアテストでは、次のがんのリスクがわかります。

《ミアテストの対象となるがんの種類》

男性：肺がん、食道がん、胃がん、大腸がん、頭頸部がん、肝臓がん、すい臓がん、腎臓がん、甲状腺がん、脳腫瘍、胆のうがん、前立腺がん

女性：肺がん、食道がん、胃がん、大腸がん、頭頸部がん、肝臓がん、すい臓がん、腎臓がん、甲状腺がん、脳腫瘍、胆のうがん、乳がん、子宮頸がん、卵巣がん

ミアテストでは、アルツハイマー型認知症のリスクも検査できます。がんだけでなくアルツハイマー型認知症のリスクも知

ミアテスト（株式会社ミルテル）
https://www.mirtel.co.jp

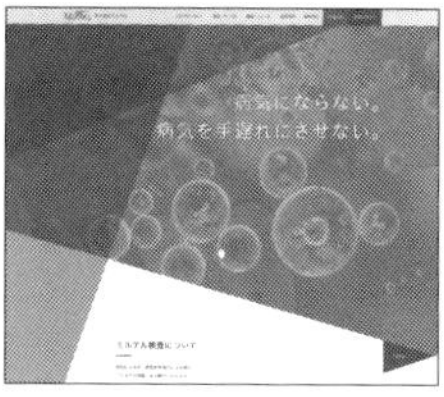

りたい方は、ミアテストを受けてみるといいでしょう。

ミアテストを希望する場合は、それぞれのテストを扱っている医療機関をインターネットなどで調べ、直接申し込みます。検査に必要な血液は5㎖程度です。

ミアテストにかかる費用

1項目2万2880円（税込）～

サリバチェッカー

「サリバチェッカー」は、慶應義塾大学先端生命科学研究所の研究成果をもとに開発された検査です。これまで紹介してきたリキッドバイオプシーとの違いは、だ液を用いてがんリスクの判定を行う点です。

がん細胞が増殖すると、がん細胞からしみ出す代謝物が血液中にもれ出します。血液中にもれ出した代謝物は、だ液腺を通ってだ液に分泌されます。そのだ液中の代謝物濃度を測定・解析し、AIを活用して部位別にがんリスクを評価するのがサリバ

サリバチェッカー（株式会社サリバテック）
https://salivatech.co.jp

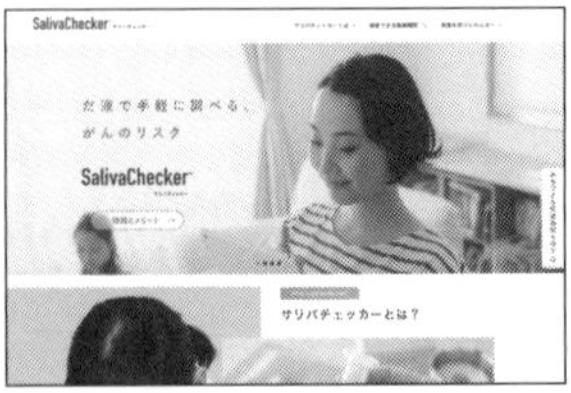

チェッカーです。

サリバチェッカーでわかるのは、肺がん、すい臓がん、大腸がん、乳がん、口腔がんの5種のがんのリスクです。検査方法は、採取容器にだ液をためて検査機関に送るだけといたって簡単。血液検査や尿検査よりも手軽で、自宅でも採取が可能です。リキッドバイオプシーがどんなものか試してみたいという方や、とくに口腔がんが心配な方は、サリバチェッカーを受けてみるといいかもしれません。

サリバチェッカーは、サリバチェッカーのWEBサイトから申し込めます。

サリバチェッカーの費用

3万3000円（税込）

リキッドバイオプシーで高リスクだとわかったら

リキッドバイオプシーを受けてがんのリスクが高いと判定されたら、精密検査を受けることをおすすめします。

もちろん、リキッドバイオプシーの結果が必ず正しいとは限りません。リキッドバイオプシーに限らず、すべてのがん検診には偽陽性（本当はがんではないのに、がんと判定されてしまうこと）の可能性があります。実際に私も、あるリキッドバイオプシーでがんのリスクが高いと判定された方を精密検査したところ、その時点ではがんが見つからなかったことがありました。

だからといって、検査結果を放置するのは絶対にだめです。もっとも避けなければいけないのは、検査後に精密検査を受けなかったせいで、気づいたときにはがんがかなり進行していた……というケースです。健康診断でも、人間ドックでも、よくない結果が出たときこそ、すみやかに精密検査を受けなくてはいけません。

ただ、リキッドバイオプシーの結果をもって近隣の総合病院へ行き、精密検査の必要性を訴えても、担当の医師は真摯に対応してくれないかもしれません。医師のなかには、リキッドバイオプシーをよく知らない人や、リキッドバイオプシーに懐疑的な人もいるからです。

そこで、リキッドバイオプシーを受ける方には可能な限り、医療機関を通じて受けていただければと思います。医療機関を通じてリキッドバイオプシーを受けていれば、がんのリスクが高いとわかったときも、精密検査などの相談にのってもらえます。インターネットから申し込んで自宅でできるタイプの検査は、事前に、近隣にそのリキッドバイオプシーを提供している医療機関がないか、調べておくといいでしょう。仮に悪い判定が出た場合は、その医療機関に相談してください。そうすれば、リキッドバイオプシーに理解がない医師に、門前払いされたりせずにすみます。

Column

がん以外のリキッドバイオプシー

リキッドバイオプシーは、がん以外を対象としたものもあります。たとえば、「ロックス・インデックス(LOX-index)」は、脳梗塞・心筋梗塞の発症リスクを予測する血液検査です。

日本人の死因の順位は、第1位ががん、第2位が心疾患、第3位が老衰、第4位が脳血管疾患となっています(２０１９年「人口動態統計月報年計(概数)」より)。心筋梗塞は第2位の心疾患の一種、脳梗塞は第4位の脳血管疾患の一種です。

脳梗塞や心筋梗塞は、動脈硬化が進行して起こります。動脈の内側に脂質(代表的なのがＬＤＬコレステロールです)がたまると、プラークと呼ばれるこぶができます。プラークのせいで血管が狭くなると血液の通りが悪くなり、動脈硬化がますます進行。プラークが破れて血栓を形成し、血管をふさいでしまうこともあります。これが脳の血管で起きれば「脳梗塞」、心臓の血管で起きれば「心筋梗塞」となります。

ＬＯＸ-ｉｎｄｅｘは、動脈硬化を引き起こす原因物質「変性ＬＤＬ」と「ＬＯＸ－１」の血液中の量を調べることで、脳梗塞・心筋梗塞の発症リスクを予測します。画像検査では、動脈硬化がかなり進行しないと脳梗塞や心筋梗塞を見つけられません。しかし、ＬＯＸ-ｉｎｄｅｘなら動脈硬化が進行する前の段階でリスクがわかります。

ロックス・インデックスについて(株式会社プリメディカ)

6 章

がんに嫌われるからだをつくる

がんの原因の60％が生活習慣にあった

1章でお話ししたように、がんは、遺伝子の突然変異により起こる病気です。遺伝子が突然変異する原因はさまざまですが、もっとも大きな要因は「たばこ」と「成人期の食事と肥満」です。つまり、がんになる原因の60％が生活習慣であり、自らが意識して気をつければ、ある程度は予防が可能といえるのです。

また、食事管理や日々の生活習慣は、がん治療中の方にとっても非常に重要です。図18を見てください。これは、がん治療を目的別にまとめたものです。ピラミッドの上段は、がんを直接攻撃するタイプの治療です。3章でご紹介した、抗がん剤治療や放射線療法、光がん免疫療法などが該当します。中段は、患者さん本人の免疫力をアップさせたり、がん細胞を弱らせたりするタイプの治療です。3章で取り上げた「そのほかのがんサポート治療」の多くは、この中段に該当します。そして下段は、患者さん本人の体質を根本的に改善し、治療効果を上げるための手段です。

図18：がん治療のためのピラミッド

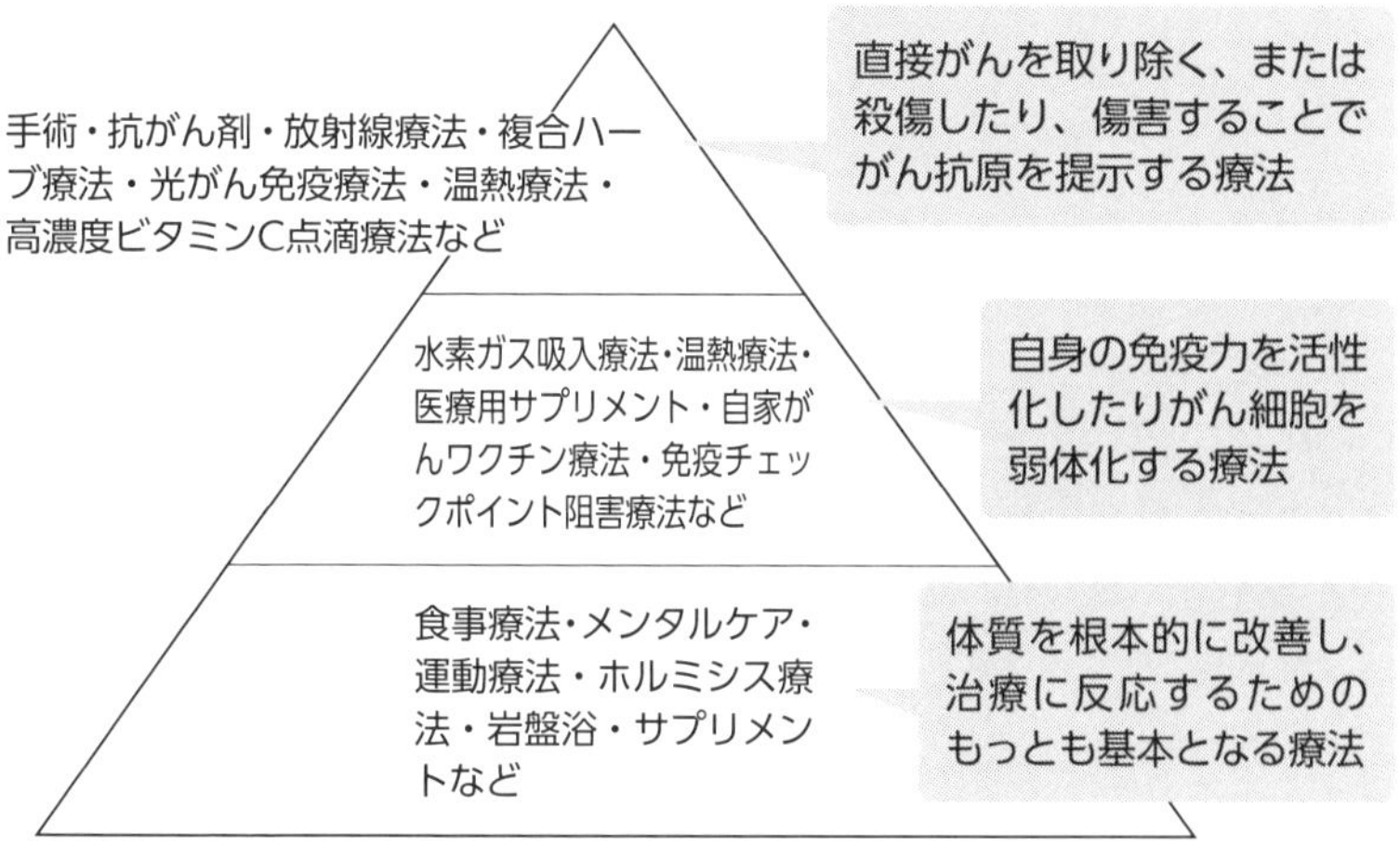

くり返しになりますが、がん治療で大切なのは、がんの免疫サイクルをまわすことです。ピラミッドの上段と中段の治療法はいずれも、がんの免疫サイクルをより効率よく、あるいは強力にまわすことを目的としています。ただ、患者さん本人の免疫力や体力が極端に弱っていたら、上段と中段の治療をどれだけ懸命に行っても限界があります。治療の効果を高めるには、免疫力や体力を底上げして「がんに嫌われるからだ」をめざすことも非常に重要なのです。そこで本章では、がんに嫌われるからだをつくる方法をご紹介します。

　がんを予防するために、また、がんに負けないために、ぜひ実践してみてください。

食事療法――赤い肉、精製した食品、塩蔵食品は控えめに

「〇〇を食べればがんが治る！」と謳った書籍や食品を目にすることがありますが、残念ながら、高いエビデンスレベルを有する「がんを治す食事」というものは、今のところありません。しかし、「がんのリスクを上げる食べ物」「がんのリスクを下げる食べ物」はわかっています。

がんのリスクを上げる食べ物の代表は、

・赤い肉や加工肉
・塩分や塩蔵食品

です。赤い肉は、「赤身の肉」ではなく、牛肉、豚肉、羊肉、ヤギ肉などを指します。「加工肉」は、ハムやソーセージ、ベーコンなどのことです。これらの食品は、大腸がんのリスクを上げることがさまざまな研究からわかっています。肉類を食べるときは、できるだけ、「白い肉」に分類される魚肉（マグロなどの赤身の魚も含みます）や鶏肉を選ぶようにしましょう。

塩分の高い食事や、数の子や塩辛、たらこ、塩鮭といった塩蔵食品は、胃がんのリスクを上げる可能性が大きいとの報告があります。塩分のとりすぎは高血圧や動脈硬化、腎臓病、尿路結石などの原因にもなりますから、とりすぎにはくれぐれも注意してください。

一方、がんのリスクを下げる食べ物として知られているのは、

・魚
・野菜、果物
・全粒穀物類（玄米、全粒粉など精製されていない穀物）
などです。がんのリスクを下げる食品は、意識して食べるようにしましょう。

なお、『がんが自然に治る生き方』（ケリー・ターナー著／プレジデント社）では、玄米菜食を中心とした食事が推奨されています。同書は、「治癒不能」といわれたがんが自然治癒する現象を報告した1000本以上の医学論文を分析し、さらに、日本を含む世界10か国でがんの寛解者と治癒者1000人以上にインタビューを実施してわかった、「9つの共通する実践事項」をまとめた一冊です。いわゆる「がんが自然に治った」人たちの多くが、食生活においては次の四点を実施していたそうです。
・砂糖、肉、乳製品、精製した穀物類を大幅に減らすか、まったく摂取しなかった
・野菜と果物を大幅に増やした
・有機（オーガニック）食品を選ぶ
・浄水器の水を飲む
こうした食生活をすれば必ずがんが治る、あるいは予防できることが科学的に証明されてい

るわけではありません。ただ、「がんが自然に治った」人たちの多くが実践していたのであれば、試してみる価値はあるのではないでしょうか。

ほかに、アルカリ性の食べ物も意識して食べるといいでしょう。3章で説明したように、がん細胞は、嫌気性解糖系を経てエネルギーを生み出しています。このとき、エネルギーと同時に乳酸も産生しており、がん細胞のまわりは、正常な組織と比べて大きく酸性化しています。酸性に傾くと、免疫細胞の働きが弱まり、がん細胞が増殖しやすくなります。そこで、アルカリ性の食べ物を食べて、からだのなかが酸性に傾きすぎないようにするのです。アルカリ性の食べ物は、新鮮な野菜や海藻、大豆、きのこ、梅干し、果物などがあります。

さらに、野菜や海藻、きのこなどの食べ物は、食物繊維が多く、腸内環境をよくする効果もあります。免疫細胞の約7割は腸内に存在しているため、野菜や海藻、きのこ類を積極的に食べて腸内環境をよくしておくことも、がんの免疫サイクルをまわすうえで非常に有効です。

腸内環境——短鎖脂肪酸の役割を知っておこう

ここでもう少し、腸内環境について説明しておきましょう。腸には人間の細胞の数よりも多い100兆個以上の腸内細菌が生息しています。近年、腸内細菌が人体の生命活動のなかでも重要な役割を担っていることがわかってきました。

たとえばこんな報告があります。

最近注目を浴びている免疫チェックポイント阻害薬（118ページ）ですが、その奏効率に、腸内細菌が関わっていることがわかってきました。アメリカの「MDアンダーソンがんセンター」の研究によると、免疫チェックポイント阻害薬で効果の出る人は食物繊維を多く摂取しており、腸内細菌の多様性が維持されていたそうです。

また、1章でも触れましたが、がんの発症に関わる腸内細菌も特定されつつあります。大阪大学などの共同研究チームが、大腸がんのステージごとに腸内細菌の種類・数の増減を調べたところ、大腸がんと関連する細菌は大きく二つのパターンに分けられることがわかりました。一つは、ステージ0から増加し、病気の進行とともに増える細菌です。もう一つは、アトポビウム・パルブルムやアクチノマイセス・オドントリティカスなど、ポリープ（腺腫）やステージ0でのみ増える細菌です。

この研究から、アトポビウム・パルブルムやアクチノマイセス・オドントリティカスが、大腸がんの発症初期に関連することが強く示唆されました。また、一般的によく知られているビフィズス菌はステージ0の段階で減少していること、がんの進行度にしたがって増えていくアミノ酸があることなどもわかりました。

このように、腸内環境はがんの発症とも深く関わっていると考えられます。したがって、腸内環境を整えることは、がんの予防という観点からもとても大切なのです。

なかでも、腸の健康において重要な働きを担っているのが短鎖脂肪酸です。

腸内細菌は食物繊維やオリゴ糖などを発酵して、短鎖脂肪酸(酪酸、プロピオン酸、酢酸など)をつくり出します。

じつは、この短鎖脂肪酸こそが免疫のキーであり、からだに非常によい働きをしてくれるのです。

2006年、日本家政学会において、「食物繊維の発酵・分解により生成される酢酸、プロピオン酸と酪酸についてヒト大腸ガン細胞の増殖におよぼす影響について調べたところ、酪酸がもっとも強くがん細胞の増殖を抑制した。一方、酪酸と同時に活性酸素の消去酵素であるカタラーゼを添加すると、細胞増殖能は回復することから、酪酸によるがん細胞増殖の抑制作用には活性酸素が関与していることが示唆された」との発表がなされました。

酪酸と大腸がん抑制効果に関しては多くの報告があります。また、酪酸をはじめとする短鎖脂肪酸を効率よく摂取することで自己免疫疾患、アトピー性皮膚炎、慢性関節リウマチなどの膠原病、腸内環境と密接に関わる自閉症やうつ病の改善効果も期待できます。

《糖質との付き合い方》

日常の食生活のなかで食物繊維を多く取り入れることで、腸内細菌の働きを引き出し、免疫を強化することが、がん予防、さらに全身の健康にとっては非常に重要です。

日常の食事は、がんの予防やがん治療の奏効率にも密接に関係していますが、すべての食事療法とは「腸内環境へのアプローチ」にほかならないのです。

リンパ球はがんや異物を退治する重要な役割を担っていますが、その70%は小腸にいるといわれています。消化の悪い加工食品や添加物をとることは消化管に負担をかけるので、腸管免疫に負担をかけるという意味でも、がん治療にとってもよくないのは当然です。

近年、ダイエット目的で過度な糖質制限をされる方が多くなりました。糖尿病でもなく、とくに太っているようにも見えないのに「糖質はがんの餌になるらしいからとらないほうがいい」といった理由で糖質制限を行う人もいますが、これは誤りです。人間の血糖値はさまざまな機構で維持されています。単に糖質を制限しても、がん細胞周囲の血糖値は下げることができないといわれています。

私は、食事療法は糖質の摂取制限よりも消化が重要だと考えています。

消化のよい天然の糖分（果糖やあまり加工されていない砂糖など）と食物繊維を豊富にとることが大切です。それによって腸内細菌が働きやすい環境を整え、腸内細菌がつくり出す酪酸などの短鎖脂肪酸に活躍してもらうことが、がん予防にも治療にも最重要と考えています。

《サプリメントの利用》

腸内環境へアプローチするサプリメントは多数ありますが、これらは3種類に分けられます。

食物繊維やオリゴ糖など腸内細菌への餌となるプレバイオティクス、乳酸菌、ビフィズス菌などの菌を発酵食品などから直接取り入れるプロバイオティクス、そして腸内細菌がつくり出す短鎖脂肪酸（酪酸、プロピオン酸など）を直接取り込むバイオジェニックスです。

従来はプレバイオティクスと、プロバイオティクスが主流でしたが、これらを摂取することで自分の腸内細菌が短鎖脂肪酸をつくってくれるかどうかは、神頼みならぬ腸内細菌頼みでした。

もっとも効率がいいのは、短鎖脂肪酸を外部で発酵させてつくり出したものを直接腸に届けるバイオジェニックスです。バイオジェニックスには酪酸菌生成物質、乳酸菌生成物質、免疫賦活物

腸内フローラ移植（腸内フローラ移植臨床研究会）

https://fmt-japan.org/

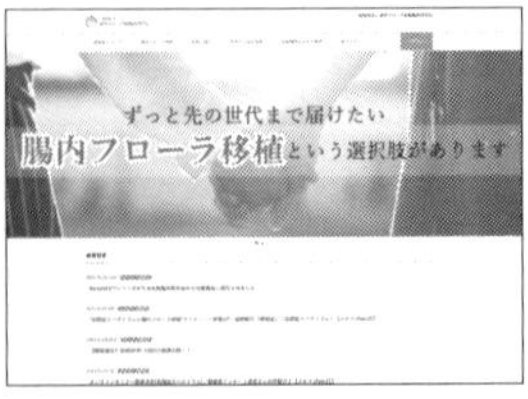
ずっと先の世代まで届けたい
腸内フローラ移植という選択肢があります

質、ビタミン類、植物フラボノイドなどが含まれます。

私のクリニックでは、株式会社SOPHIA（乳酸菌酸性物質）と株式会社Sideland（酪酸菌酸性物質）のバイオジェニックスを用いてがん、うつ病、パニック障害、自己免疫疾患の治療に用いています。バイオジェニックスでも改善しない腸内環境には、腸内フローラ移植も行っています。

また、現在特殊な菌液を用いた移植法を開発したシンバイオシス研究所とともに、腸内フローラ移植臨床研究会を立ち上げ、臨床に役立てるべく努力を続けています。

喫煙、飲酒――喫煙者の飲酒はがん全体のリスクを高める

日本人を対象とした研究の結果から、たばこは肺がん、食道がん、すい臓がん、胃がん、大腸がん、膀胱がん、乳がんなど、多くのがんに関連することが示唆されています。加えて、たばこを吸う人は、吸わない人に比べてがんになるリスクが約1・5倍高まることもわかっています。

がん予防の観点からも、がん治療の観点からも、喫煙は「百害あって一利なし」です。また、たばこを吸っている人の煙を吸い込む「受動喫煙」でも、肺がんや乳がんのリスクが高くなり

ます。自分と大切な人の健康を守るためにも、たばこはやめましょう。
節酒も重要です。日本では「酒は百薬の長」といわれたりもしますが、飲酒は口腔がん、咽頭がん、喉頭がん、食道がん、大腸がん、肝臓がん、乳がんのリスクを上げるという報告があります。とくに、喫煙習慣がある方は要注意です。喫煙者が飲酒をすると、食道がんやがん全体の発症リスクが高くなることがわかっています。

《飲酒量の目安》

飲酒は、純エタノール量換算で1日あたり約23g程度までにしましょう。

純エタノール量23gの目安

・日本酒　1合
・ビール　大瓶(633㎖)1本
・焼酎、泡盛　原液で1合の2／3
・ウィスキー、ブランデー　ダブル1杯
・ワイン　ボトル1／3本程度

重炭酸温浴――お風呂で基礎体温を上げよう

近年、「温活」というキーワードをよく見聞きします。冷え性に悩んでいる方であれば、すでになんらかの温活に取り組んでいるのではないでしょうか。ご存じない方のために説明しておくと、温活とは、からだの冷えを解消して温める活動のことです。からだを温めることは、がんの予防および治療の観点からも非常に重要です。ただ、からだの外から物理的に温めるだけでは十分とはいえません。からだのなか、つまり、基礎体温を上げることがポイントとなってきます。

体温と免疫力は密接に関わっており、体温が1℃下がると免疫力は30％も低くなり、反対に1℃上がると5～6倍アップするといわれています。免疫がベストな状態で働けるのは体温が36・5℃～37℃のときといわれていますから、ふだんの平熱が36・5℃未満の方は基礎体温アップを心がけましょう。

では、どうやったら基礎体温を上げられるのでしょうか。一般的に、

・冷たい飲み物や食事をできるだけ控えて温かい飲み物・料理を食べるようにする
・しょうが、根菜類など、からだを温めるといわれる食材をとるようにする

などの方法がよいといわれており、こうした温活もたしかに効果はあるのですが、じつは、

食事だけで基礎体温を上げるのはなかなか難しいのです。そこでおすすめしたいのが、入浴剤「ホットタブ」を使った重炭酸温浴です。

ホットタブは、「名泉」と呼ばれる温泉と同じ効能を再現するために開発された入浴剤です。一般的に、酸性のお湯のなかに１０００ｐｐｍ以上の炭酸ガスが溶け込んでいる温泉を「炭酸泉」と呼びます。炭酸泉に浸かると、炭酸ガスの血管拡張効果によりからだが温まるといわれています。ただ、実際には、炭酸ガスが皮膚から取り込まれることはほとんどなく、すぐに揮発してしまいます。

ではなぜ、「炭酸泉はからだが温まる」といわれているのでしょうか。じつは、炭酸泉のなかでも「名泉」と名高いドイツの療養泉や大分県竹田市の長湯温泉は、お湯のｐＨがほぼ中性です。中性のお湯のなかでは、大量の炭酸ガスは存在できません。代わりに、炭酸ガスが変化した「重炭酸イオン」が滞留しています。近年の研究から、この重炭酸イオンこそが血行を促進し、からだを

ホットタブ（株式会社ホットアルバム炭酸泉タブレット）

https://tansan-tablet.com

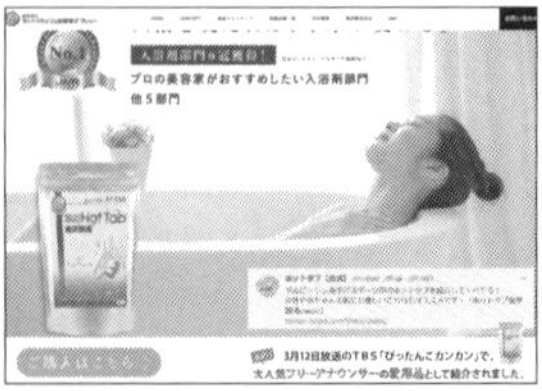

芯から温めることがわかってきました。

日本の水道水のｐＨはおおむね中性です。炭酸ガスを発生する一般的な入浴剤を入れても空気中にすぐに揮発してしまうため、からだを温める効果は一時的でしかありません。一方、ホットタブには、重炭酸イオンが溶け込んでいます。湯船に入れると重炭酸イオンが発生し、家にいながら、ドイツの療養泉や長湯温泉と同様の効能を期待できるのです。

ホットタブの製造メーカーによると、冷え性の女性49名を対象に、毎日15分の重炭酸温浴（ホットタブを入れたお風呂での入浴）を実施したところ、モニター期間２週間終了後に「体温が上昇した」と答えた人は85・7％、そのうち半数以上が０・４～１℃以上体温がアップしたそうです。血行がよくなり、美肌効果も期待できるということで、女優さんやモデルさんにもファンが多いとか。

また重炭酸入浴法は、日本の塩素まみれの水から塩素を除去してくれるので、肌への刺激が緩和され、アトピー性皮膚炎や乾燥肌に悩んでいる方にもおすすめです。

ホットタブはアマゾンなどインターネットサイトから購入できます。基礎体温が低い方、冷えが気になる方は、ぜひ習慣にしていただければと思います。

こころのケア―交感神経が過剰に働くと、がんが進行する可能性あり

２０１９年、岡山大学から興味深い論文が発表されました。ストレスなどによる交感神経の緊張が、がんを進行させる可能性があるというのです。

私たちは自分の意思で手足を動かすことができますが、体温や脈拍、臓器の活動などはコントロールできません。このように、自分の意思ではコントロールできないからだの活動をつかさどっているのが自律神経です。自律神経には交感神経と副交感神経があり、それぞれがバランスをとりながら働いています。興奮しているときは交感神経が活発になり、リラックスしているときは副交感神経が優位になる、という具合です。

岡山大学の研究でわかったことを簡単にまとめると、次のようになります。

・乳がん患者さんの乳がん組織内に交感神経が入り込んでいた
・がん組織内の交感神経の密度が高い人は、がんを再発しやすかった
・マウスに人の乳がん組織を移植し、乳がん組織内の交感神経を刺激したマウスと、刺激しないマウスとを比較した結果、刺激したマウスのがん組織の大きさは60日後には約2倍になり、転移したがん組織も大きくなっていた
・乳がん組織を移植したマウスに遺伝子治療操作をして交感神経の働きを抑制したところ、が

ん組織の大きさは60日後もほとんど変わらず、転移もなかった
交感神経は、ストレスが多い状況では過剰に緊張します。つまり、ストレスのせいで交感神経が過剰に緊張した状態が続くと、がんが進行する可能性があることを岡山大学の研究は示唆しているのです。

「くまもとがん免疫統合医療クリニック」（熊本県合志市）の院長で水素療法にも詳しい赤木純児先生も、ストレスによって、ブレーキがかかっているT細胞が増えるという研究成果を発表されています。ブレーキがかかっているT細胞が増えれば、当然、がんの免疫サイクルがうまくまわらなくなり、がんを発症するリスクが高まると考えられます。

がんとストレスは、今後さらなる研究が必要な分野です。しかし、「病は気から」という言葉もあるように、ストレスをためすぎないようにメンタルをケアすることは、がんの予防においても、がん治療においても、重要な要素であることは間違いないでしょう。私自身、多くのがん患者さんを診療してきた経験から、がんとメンタルは深く関わっていると感じています。

とはいえ、「ストレスをなくす」「ストレスに負けない」というのは、口でいうほど簡単なことではありません。がんと戦っている最中であればなおさらです。大きなストレスが長期間続いているときや、つらい気持ちを家族や友人にもなかなか打ち明けられないとき、不安や落ち込みが長く続くようなときは、メンタルケアの専門家の力を借りましょう。

加えて、がんを患っている方は、「がんを絶対に治す」「がんが治ったら○○をするんだ」という前向きな気持ちをもつこともとても大切です。食事療法の項で紹介した『がんが自然に治る生き方』(ケリー・ターナー著/プレジデント社)でも、メンタルの重要性が説かれています。同書によれば、治癒不能といわれたがんをサバイブした患者さんの多くが、「より前向きに生きる」「『どうしても生きたい理由』をもつ」という共通点をもっていたそうです。

本には、「より前向きに生きる」「『どうしても生きたい理由』をもつ」ために何をすればいいのか、実践のためのヒントも書かれています。興味がある方は、ぜひ読んでみてください。

運動―適度な運動と体重コントロールでがんを遠ざける

がんに嫌われるからだをつくるためには運動も大切です。国立がん研究センターの研究報告によると、男女とも、身体活動量が高い人ほど、なんらかのがんになるリスクが低下していました。「でも、運動は苦手で……」という方も安心してください。運動といっても、ハードなものを行う必要はありません。厚生労働省は、「健康づくりのための身体活動基準2013」において、次のように推奨しています。

《推奨される身体活動量》

○18歳から64歳

・歩行またはそれと同等以上の強度の身体活動を毎日60分行う

・息がはずみ汗をかく程度の運動を1週間に60分程度行う

○65歳以上の高齢者

・強度を問わず、身体活動を毎日40分行う

ふだんから運動しているという方も、油断は禁物です。なぜなら、激しい運動はかえって免疫力を下げることがわかっているからです。免疫力が下がれば、がん免疫サイクルのどこかにトラブルが生じて、がんの増殖を許してしまうかもしれません。免疫力を維持することを目的として運動する場合は、息切れしない程度の強度で行うようにしましょう。適度な運動は気分転換やストレス解消になり、メンタルヘルスの不調も改善してくれます。

適正体重を維持することも重要です。これまでの研究から男女とも、太りすぎても、やせすぎても、がんによる死亡リスクが高くなることがわかっています。

がんと闘病中の方は、運動や体重コントロールが難しい場合もあるかもしれません。そんなときは、自分の心やからだと相談して、できる範囲で取り組むといいでしょう。がんに嫌われるからだをつくることは、再発予防にもつながります。

睡眠──睡眠の長さと質が免疫力を左右する

さまざまな研究から、睡眠と免疫には深い関わりがあることがわかっています。

たとえば、ライノウイルスという風邪のウイルスを含んだ点鼻薬を投与したアメリカの研究では、平均的な睡眠時間が7時間未満の人は、睡眠時間が8時間以上の人と比べて2・94倍も風邪を引きやすいことがわかりました。さらに、睡眠の質が悪い人は、睡眠の質が高い人の5・5倍風邪にかかったとのこと。

2章でお話ししたように、「免疫力が低い＝がんになる」という単純な話ではありません。けれども、免疫力が低ければ、がん免疫サイクルのどこかでトラブルが起こる可能性は高くなります。がんの治療中の方も、がんを予防したい方も、良質な睡眠をしっかりとるようにしましょう。

質のよい睡眠のために実践したいポイントをまとめました。ぜひ、参考にしてください。

《質のよい睡眠をとるポイント》

○朝

朝はなるべく毎日、同じ時刻に起きるようにします。また、起きたら日光を浴びましょう。体内時計がリセットされ、心とからだが「活動モード」になります。

○**日中**

適度な運動を行いましょう（がん患者さんは体調の許す範囲でかまいません）。昼寝をするなら20～30分程度にして、15時までにすませます。カフェインが入った食べ物や飲み物は、夕方以降は控えましょう。

○**夜**

入浴は寝る1～2時間前にすませておきましょう。また、パソコンやスマートフォン、ゲーム機器の画面から発せられるブルーライトは、脳を興奮状態にします。寝つきが悪くなるので、就寝前の使用は控えてください。「寝酒」も睡眠の質を下げるのでおすすめできません。

あとがき

医師には2通りしかいません。

患者ファーストの医師と、自分ファーストの医師です。

患者ファーストの医師は、患者がよくなることや患者さんや家族の満足度がもっとも重要と思っています。したがって、ほかの医療機関へのセカンドオピニオンに快く応じ、希望する代替医療にも協力的です。こうした先生が主治医になってくれた場合、患者さんや家族はとても安心して前向きに治療に臨むことができます。

私も常にそうありたいと思っています。

自分ファーストの医師はプライドが高く、患者さんに指図されることを極端に嫌います。患者さんがセカンドオピニオンを希望したり、代替医療を受けたいと相談したとたんに、あからさまに不機嫌になったり、紹介状の作成を拒否したり、「そんなところへ行くならもうこちらには来なくてもいいです」といい放つこともあると聞きます。このような医師にあたった結果、患者さん本人も家族も納得のできないまま、治療に向かうことになることが往々にしてあります。

どうしても協力してくれない場合は主治医を変える、病院を変わることが最善です。またほかの医師や治療への協力を拒む医師には、にっこり笑ってこういいましょう。「では先生、先生の治療だけで、私の病気を必ず完治させてくださいね」と。

患者さんとご家族に一番大切なのは、医師の機嫌をとることではなく、納得できる治療を受けることなのです。

もし医療従事者の本分が患者を死なせないことであるなら、私たち医療従事者は何もしてあげられないことになります。どんな人も、いつか必ず死を迎えるのですから。

私は「死ぬまで生きる」「生ききる」という言葉が好きです。希望もなく毎日を死んだように生きるのではなく、その人が最後の瞬間まで充実した人生を生きられるよう、全力でサポートするのが家族や医療従事者の役目だと思っています。

もし、皆様がたとえ身体的には病気になったとしても、心（魂）は健やかに過ごせるように祈念しております。

2021年5月

よろずクリニック院長　萬　憲彰

萬 憲彰（よろず　けんしょう）

平成15年　産業医科大学医学部卒業
平成15年　鳥取大学医学部付属病院第二内科入局
平成16年～平成20年　済生会江津総合病院 消化器内科
平成20年～平成23年　十字会野島病院消化器科医長
平成23年10月～平成30年8月　よろずクリニック院長
平成30年9月～　医療法人医新会よろずクリニック理事長

日本先制臨床医学会理事（統合腫瘍治療研究部会部会長）
国際水素医科学研究会副理事長
日本老化制御医学会理事
日本抗腫瘍ハーブ研究会代表理事
腸内フローラ移植臨床研究会理事
特定非営利活動法人MCW経営サポートセンター副理事長
特定非営利活動法人統合医学健康増進会理事長
株式会社StateArt 医学顧問

よろず内科・消化器内科クリニック
http://yorozu-cl.com

希望のがん治療
大病院が教えてくれない最新治療の効果と受け方

2021年6月5日　初版発行
2023年6月10日　3刷発行

著　者	萬　憲彰
発行者	佐藤俊彦
発行所	株式会社ワニ・プラス 〒150-8482　東京都渋谷区恵比寿4-4-9 えびす大黒ビル7F 電話　03-5449-2171（編集）
発売元	株式会社ワニブックス 〒150-8482　東京都渋谷区恵比寿4-4-9 えびす大黒ビル 電話　03-5449-2711（代表）
ブックデザイン／DTP	喜安理絵
構成／編集協力	小川裕子
印刷・製本所	中央精版印刷株式会社

ISBN 978-4-8470-7043-3
ワニブックスHP　http://www.wani.co.jp